Siegfried Steidl, Bernhard Nigg

Gerontologie, Geriatrie und Gerontopsychiatrie

4., überarbeitete Auflage

Siegfried Steidl, Bernhard Nigg

Gerontologie, Geriatrie und Gerontopsychiatrie

Ein Lehrbuch für Pflege- und Gesundheitsberufe

4., überarbeitete Auflage

facultas.wuv

Mag. Dr. Siegfried Steidl
Diplomierter Gesundheits- und Krankenpfleger, akad. Lehrer für Gesundheits- und Krankenpflege, Weiterbildung Geriatrische Pflege, Direktor der Gesundheits- und Krankenpflegeschule Schwaz, Lehrtätigkeit an der Gesundheits- und Krankenpflegeschule Schwaz

Dr. Bernhard Nigg
Oberarzt am BKH Schwaz bis 2006, Facharzt für Innere Medizin, Arzt für Allgemeinmedizin, Diplome für Geriatrie, Palliativmedizin, manuelle Medizin, Umweltmedizin, Notfallmedizin, Psychosoziale Medizin; seit 2005 eigene Praxis in Schwaz

Bibliografische Information Der Deutschen Nationalbibliothek

Die Deutsche Nationalbibliothek verzeichnet diese Publikation in der Deutschen Nationalbibliografie; detaillierte bibliografische Daten sind im Internet über http://dnb.d-nb.de abrufbar.

facultas.wuv Universitätsverlag, Stolberggasse 26, A-1050 Wien

Umschlagfoto: Missing35mm, istockphoto.com
Satz: Katja Geis-Burgert, CH-8607 Aathal-Seegräben
Symbole: Florian Spielauer, Wien
Korrektorat: Sigrid Nindl, Wien
Druck: finidr
Printed in Czech Republic
ISBN 978-3-7089-0996-7

Inhalt

Vorwort

Alter und Altern wird in den nächsten 30 Jahren zu einer der stärksten medizinischen und pflegerischen Herausforderungen in Europa werden. Die Anzahl der Alterskrankheiten, insbesondere Demenz, wird enorm anwachsen. Auch die österreichische Gesellschaft ist massiven Umbrüchen unterworfen. Der demografische Wandel zeigt zunehmend seine Wirkung und führt dazu, dass der Anteil der alten Menschen wächst und wächst: bis 2050 sogar enorm. So soll sich voraussichtlich die Anzahl der über 75-jährigen ÖsterreicherInnen von derzeit 713.899 auf ca. 1.589.133 mehr als verdoppeln (Statistik Austria, 2013).

Blicken wir in die Geschichte der Menschheit zurück, so war das höhere Alter nur wenigen vorbehalten. Heute ist dies für die Menschen Europas schon eine fast sichere Zukunftsperspektive. Es gehört bereits zur gesellschaftlichen Norm, dass wir ein Drittel unseres Lebens als ältere und alte Menschen verbringen. Der Wohlstand der Bevölkerung und das soziale System drohen aber in Gefahr zu geraten, denn die Gesellschaft verliert das Gleichgewicht. Es fehlt das ausgewogene Verhältnis zwischen Erwerbstätigen, Kindern und in Ausbildung Stehenden sowie Nichterwerbstätigen. Es wird weniger Angehörige für die Pflege und Betreuung geben, und die Einzelhaushalte im Alter werden zunehmen. Hinzu kommen noch die individuellen Bedürfnisse der Betagten, die Erwartungen von MigrantInnen mit fremdem kulturellen, sprachlichen und religiösen Hintergrund, die den Sachverhalt nicht erleichtern.

Mit einer hohen Zuwanderungsrate kann dieses Problem sicher nicht bewältigt werden. Umfassende wirtschaftliche, gesellschafts- und gesundheitspolitische sowie vor allem familienpolitische Reformen werden notwendig sein, um dieses Ungleichgewicht zu korrigieren.

Es ist nicht verwunderlich, dass Gesundheits- und SozialpolitikerInnen sehr intensiv mit Fachleuten aus Gesundheits- und Sozialberufen nach Lösungen der Zukunftsbewältigung suchen. Ein geschlossenes partnerschaftliches Vorgehen von Bund, Ländern und Gemeinden sowie privaten Organisationen und Einrichtungen wird notwendig sein, um einerseits zu einem sozial gerechten Bewusstsein für die Anliegen und Bedürfnisse einer wachsenden Zahl von älteren Menschen beizutragen und andererseits Programme für das solidarische Zusammenleben mit der älteren Generation in einem finanziell tragbaren Rahmen zu entwickeln. Dazu bedarf es neuer Lösungsansätze für die Bewältigung zentraler Spannungsfelder wie: Finanzierung von Renten und Pensionen, kinderfreundliche Familienpolitik und Wertschätzung der Mutterschaft, außerfamiliäre Erwerbsarbeit der Frau, Lebensarbeitszeit, Steuern und Sozialabgaben der Erwerbstätigen, Stärkung der Solidarität zwischen den Generationen und allen Betroffenen, Kosten für Gesundheit, Medizin und Pflege der alten Menschen, gesellschaftliche und politische Partizipation älterer Menschen, Alter und Wohnen, alter Mensch und Rechtsordnung. Ein sehr großer Teil der Verantwortung fällt in den Bereich der Medizin und Pflege. Daher muss sich neben der Medizin auch die Pflege als angewandte Wissenschaft diesen neuen Anforderungen stellen und an die alternde Gesellschaft angepasste und finanzierbare Lösungen anbieten.

Es gilt, neue Formen selbstständigen und betreuten Wohnens – einschließlich der Pflegeangebote in diesen Wohnformen mit Zuhilfenahme digitaler assistierender Technologien – zu erarbeiten und umzusetzen. Es muss überlegt werden, ob das Ausmaß und die Intensität pflegerischer Aktivitäten und Interventionen so, wie sie heute angeboten werden, auch effizient und effektiv sind. Es werden innovative ExpertInnenstandards und Richtlinien für Prävention, Diagnose, Therapie, Nachsorge, Pflege und Betreuung notwendig sein, damit die hohen Kosten der personalintensiven Betreuung und Pflege insbesondere der Demenzerkrankten ein vertretbares und für die Bevölkerung leistbares Maß nicht übersteigen. Bei der Pflege älterer Menschen muss neben professioneller Pflege auch das Interesse für Angehörigenpflege und ehrenamtliche Pflege gefördert werden. Aktive und vitale ältere Menschen sollten nach dem Ausscheiden aus dem Berufsleben ins gesellschaftliche Leben eingebunden bleiben. Da ein ausgewogenes Maß an Erwerbstätigkeit, Freizeit und Ausübung von Ehrenämtern das frühzeitige Altern hinausschieben kann, muss auch diesen Bereichen vermehrt Rechnung getragen werden. Ein frühzeitig entwickeltes Gesundheitsbewusstsein durch Information, Beratung und Sensibilisierung bereits im Kindes- und Jugendalter im familiären und schulischen Umfeld bei gleichzeitiger Entstigmatisierung der Alterserkrankungen, wie z. B. vor allem der Demenz, ist die beste Vorsorge für die Möglichkeit einer langen Selbstpflege, für physische, psychische und soziale Gesundheit bis in hohe Alter. Eine Stärkung der Selbstverantwortlichkeit, die dazu führt, dass notwendige Vorsorgemaßnahmen rechtzeitig erkannt und ergriffen werden, sowie der Ausbau der Rehabilitationsmöglichkeiten im Alter gehören somit zu den zentralen Pflegeschwerpunkten.

Das bereits sechzehn Jahre alte Gesundheits- und Krankenpflegegesetz vom September 1997, welches 2009 (GuKG-Novelle 2009) novelliert wurde, hat neben der allgemeinen Grundlagenvermittlung in der Gerontologie zum Teil auch diesen angeführten Themenbereichen in der Ausbildung im gehobenen Dienst der Gesundheits- und Krankenpflege Rechnung getragen. Denn die Frage, wie pflegerische Dienste genutzt werden, ist für die Gerontologie und Geriatrie von morgen von erheblicher Bedeutung. Gründe hierfür liegen zunächst in den veränderten Haushalts- und Familienstandsstrukturen hilfs- und pflegebedürftiger älterer Menschen, die eine Zunahme der Nutzung pflegerischer Dienste notwendig machen werden. Mindestens genauso wichtig in diesen Überlegungen sind Tendenzen zunehmender Belastung und Überlastung der Angehörigen von pflegebedürftigen älteren Menschen, die deutlich auf erkennbare Grenzen der Familienpflege hinweisen. Die Nutzung professioneller pflegerischer Angebote bietet die

Chance, Selbstpflegedefizite zu identifizieren und Selbstpflegekompetenzen zu erkennen, zu fördern und gezielt einzusetzen.

Aufgrund dieser Überlegungen sind wir alle gefordert. Niemand ist zu jung, um sich mit dem Alter und dem Altern zu befassen. Für die Pflege als angewandte Wissenschaft ist die Auseinandersetzung mit der älteren Generation aber in jedem Fall unverzichtbar. Maßgeblich für eine hohe Qualität der Pflege und Betreuung sind eine fundierte Ausbildung sowie laufende Fort- und Weiterbildung in gerontologischen, geriatrischen und gerontopsychiatrischen Problemstellungen.

Das vorliegende Buch ist mit dem Gegenstand „Gerontologie, Geriatrie und Gerontopsychiatrie" des Curriculums der Gesundheits- und Krankenpflegeausbildung kompatibel und für die Auszubildenden im gehobenen Dienst der Gesundheits- und Krankenpflege als Lehr- und Lernbuch gedacht. Auch für StudentInnen diverser anderer Bildungseinrichtungen und PraktikerInnen, die sich dieses Basiswissen aneignen möchten, enthält dieses Buch wertvolle Informationen.

Die systematische Beantwortung wesentlicher Fragestellungen zu Gerontologie, Geriatrie und Gerontopsychiatrie und die thematische Beschränkung auf das Wesentliche und für die Pflegepraxis Relevantes machen das Aufgaben- und Handlungsfeld der Altersmedizin und der Pflege betagter Menschen überschaubar. Diese Publikation beschreibt brennende Tätigkeitsbereiche und schafft zudem einen realistischen Überblick über die Herausforderungen, welche die geriatrische Medizin und die Pflege Betagter bietet.

Wien, Jänner 2014 *Siegfried Steidl, Bernhard Nigg*

Hinweise zum Gebrauch des Buches

Lernziel

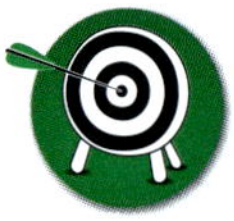

Am Beginn jedes Kapitels sind **Lernziele** formuliert.

Wichtige Worte und **Textpassagen** sind **fett** gedruckt.

Unbekannte Begriffe
werden in der Randspalte erklärt.

Im Text verwendete und den LeserInnen vielleicht *unbekannte Begriffe* sind grün gesetzt und in der Randspalte erklärt.

In der Randspalte sind weiters Erläuterungen angeführt, die wichtig sind oder das Verstehen des Textes erleichtern, jedoch den fortlaufenden Haupttext zu sehr belasten würden.

Kernaussage

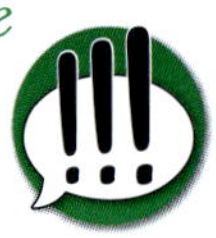

Kernaussagen
sowie **Beispiele** sind grün unterlegt.

Zusammenfassung

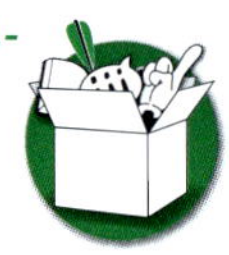

Am Ende eines jeden Kapitels finden sich eine **„Zusammenfassung“**

Zum Üben

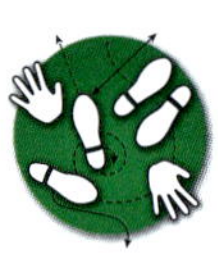

sowie Fragen **„Zum Üben“**.

1 Begriffserklärungen

Lernziel

Nach dem Studium dieses Kapitels sollten Sie ...

... die Begriffe Altern, Gerontologie, Geriatrie und Gerontopsychiatrie in den wesentlichen Zügen kennen und in Zusammenhang mit der Pflege bringen können.

... eine Differenzierung zwischen „Alter“ und „Altern“ vornehmen können.

... den Stellenwert alter Menschen in unserer Gesellschaft und anderen Kulturen im Wandel der Zeit darlegen können.

... die Auswirkungen der höheren Lebenserwartung auf die Gesellschaft, auf die Einzelpersonen und die alten Menschen selbst ableiten können.

1.1 Altern: Versuch einer Differenzierung

Es gibt keine generell gültige Altersnorm. Diese ist von vielen Aspekten des individuellen Lebens, der demografischen Veränderung, dem Anteil jener Alten abhängig, die sich nach wie vor gesund und aktiv ins gesellschaftliche Leben eingebunden fühlen. Mit dem Anteil dieser jung gebliebenen Alten verändern sich die Lebensläufe, die Zeitpunkte bestimmter Ereignisse im Lebensverlauf – das Alter hängt somit auch von der Bewertung der Situationen und Ereignisse ab. Es gibt Situationen im Leben, in denen jeder von uns zu „jung“ bzw. zu „alt“ ist oder von anderen so eingestuft wird.

Altern ist ein kontinuierlich ablaufender Prozess, der mit der Geburt beginnt und nicht mit einem bestimmten Lebensalter verknüpft ist. Nach Rennkamp (1976) ist **Altern** nicht etwa Kennzeichen eines bestimmten Lebensalters, sondern ein sehr **komplexer individueller Prozess**, der von verschiedenen Faktoren, z. B. Erbanlagen, allgemeinen Lebensbedingungen, persönlichen Lebensschicksalen und Umweltfaktoren, abhängig ist. Dabei sind biologische, soziologische, psychologische und ökonomische Phänomene wirksam, die sich auch nicht scharf voneinander abgrenzen lassen. Abbau, Stabilität und Wachstum kommen nebeneinander und gleichzeitig vor. Veränderung, Entwicklung und Lernen sind weitere Elemente des Alterns, die darauf hindeuten, dass Altern nicht nur als Abbau zu betrachten ist.

Kriterien für den Beginn des Alters:

- Ausscheiden aus dem Berufsleben
- kalendarisches Alter
- biologischer Abbau
- Ereignisse im Lebenslauf
- Bewertung von Leistung

Kernaussage

> Altern ist kein einheitlicher Prozess. Das am Jahrgang ablesbare Alter sagt wenig aus. Was sich zeigt, sind mit steigendem Lebensalter neben physischen und psychischen Veränderungen auch Unterschiede in der Persönlichkeit und im Charakter des bzw. der Einzelnen, vielfach bedingt durch unterschiedliche Lebenslagen, Lebensschicksale und Lebensverläufe.

Nach Wickert lassen sich verschiedene Kriterien nennen, anhand derer sich die Frage nach dem Beginn des Alters diskutieren lässt:

- Zum einen kann der Beginn der Altersphase durch gesellschaftliche Regelungen markiert werden. Mit dem Erreichen eines bestimmten **kalendarischen Alters** besteht die Möglichkeit, aus dem Berufsleben auszuscheiden und ein Altersruhegeld zu beziehen. Diese Grenze liegt im Allgemeinen zwischen dem 60. und 65. Lebensjahr.
- Durch **biologische Vorgänge** lässt sich der Beginn des Alters viel schwieriger bestimmen: Die Muskelkraft eines Menschen ist im dritten Lebensjahrzehnt am größten, im sechsten Lebensjahrzehnt endet die Gebärfähigkeit der Frau und im mittleren Erwachsenenalter beginnt die Herzmuskulatur an Masse abzunehmen. Aber durch derartige biologische Ereignisse lässt sich der Beginn des Alters nicht bestimmen.
- Vom Standpunkt der Psychologie aus könnte man als Abgrenzungsmerkmal **das subjektive Alterserleben** heranziehen. Bestimmte Ereignisse im Lebenslauf, wie sich jährende Hochzeitstage oder das Einsetzen körperlicher Beschwerden, können zu Auslösern von Empfindungen des Altseins werden. Doch auch hierdurch lässt sich keine eindeutige Abgrenzung finden, denn Lebensereignisse werden individuell sehr unterschiedlich erlebt, sodass ein und dasselbe Ereignis (z. B. die Heirat der Kinder, Pensionierung) bei verschiedenen Menschen unterschiedliche Empfindungen (z. B. „alt zu sein", „noch nicht alt sein") auslösen kann (vgl. Wickert 1984; zit. n. Saup 1989, S. 15 ff.).

Das kalendarische Alter reicht nicht aus, um einen älteren Menschen als „geriatrischen Patienten" bzw. „geriatrische Patientin" bezeichnen zu können.

Inzwischen ist es vielfach üblich geworden, die Altersgruppe der 55- bis 75-Jährigen, die sogenannten „jungen Alten", von den „alten Alten", den Betagten, und diese nochmals von den Hochbetagten, Menschen über 85 Jahren, abzugrenzen (vgl. Brauchbar/Heer 1995, S. 27).

In der Werbebranche verwendet man häufig die englische Version „young olds" und „old olds".

Der Wiener Soziologe Leopold Rosenmayr schlägt folgende, auch von der WHO verwendete Einteilung vor:

- ältere Menschen (60–75 Jahre),
- Alte (75–90 Jahre),
- Hochbetagte (über 90 Jahre),
- Langlebige (100 und mehr Jahre).

Unsere Gesellschaft verbindet üblicherweise den Austritt aus dem Berufsleben mit dem Eintritt in die Altersphase. Demnach beginnt das Alter etwa um das 60. bzw. 65. Lebensjahr herum. Die Grenzen und Möglichkeiten der Erwerbstätigkeit bis ins hohe Alter sind ein politisches Dauerthema und werden die kalendarische Altersnorm nach oben verschieben. Eine einheitliche Sprachregelung fehlt allerdings. Empfehlenswert ist die oben genannte Einteilung der WHO. Für Pflegefachkräfte ist aber eine weitere Unterscheidung älterer Menschen wichtig. Es sind dies die Unterschiede hinsichtlich **Kompetenzgrad**, *Potenzialen* und *Ressourcen*, **Selbstpflegefähigkeit**, die **Vernetzung** im sozialen Umfeld und das Ausmaß der **Abhängigkeit** vom räumlichen und personellen Umfeld.

Kernaussage

Potenziale, Ressourcen
siehe Begriffsklärung auf S. 25

1.2 Gerontologie

Die *Gerontologie* ist die Wissenschaft vom Altern und vom Alter. Sie entwickelte sich als eigenständiger Wissenschaftszweig in den 1930er-Jahren in den USA und Europa. Sie beschäftigt sich hauptsächlich mit Grundlagenforschung über Prozesse des Alterns. Die höhere Lebenserwartung des Menschen hat WissenschaftlerInnen dazu veranlasst, biologische, medizinische, soziologische, psychologische und jetzt auch vermehrt **pflegerische Veränderungen im Alter** zu erforschen. Gerontologie als Wissenschaft betrachtet somit Altern nicht nur aus medizinischer Sicht. Weil sich der alte Mensch nicht allein auf die Funktion von Organen und Einzelteilen des Körpers reduzieren lässt, ist diese Wissenschaft **mehrdimensional**. Der ältere Mensch muss **ganzheitlich** verstanden und erfasst werden. Es gibt „den" alten Menschen nicht. Zwar altern alle, aber jeder und jede eben auf höchst individuelle Weise.

Gerontologie
aus dem griechischen *geron* = das Alter und *logos* = die Lehre. Gerontologie ist die Wissenschaft vom Altern.

Ansätze der Gerontologie sind:
- Biologie
- Medizin
- Pflege
- Psychologie
- Soziologie

Die Gerontologie beschäftigt sich mit Problemen des Alters. Erkenntnisse und Fragestellungen der Medizin und Pflege werden mit natur-, geistes-, sozial- und wirtschaftswissenschaftlichen Disziplinen – also interdisziplinär – vernetzt, wobei der alte, betagte und hochbetagte Mensch im Mittelpunkt steht. Je nach Schwerpunkt gibt es unterschiedliche Ansätze in der Gerontologie. Jede einzelne wissenschaftliche Disziplin leistet ihren speziellen Beitrag, um den Alterungsprozess und seine Auswirkungen auf das körperliche, psychische und soziale Wohlbefinden alter Menschen positiv zu beeinflussen.

Lernziel

1.3 Geriatrie und geriatrische Rehabilitation

Geriatrie

aus dem griechischen *geron* = das Alter und *iatros* = der Arzt. Geriatrie ist jenes Teilgebiet der Medizin, das sich mit alten Menschen befasst.

Unter *Geriatrie* versteht man jenen Teil der modernen, wissenschaftlich fundierten Medizin, der sich mit den **besonderen Problemen von Erkrankungen älterer Menschen** beschäftigt. Neben dem Studium des Alterns und den dabei ablaufenden regelhaften und normalen Veränderungen wird in der Geriatrie insbesondere Augenmerk auf die **Erforschung häufiger Krankheitserscheinungen** in dieser Altersgruppe gelegt (Schwindel, Sturz, Inkontinenz, Verwirrtheitszustände, Stimmungsverhalten) sowie auf **Besonderheiten** von Krankheiten im Alter und auf die Bereitstellung und Organisation von medizinischen, pflegerischen, sozialen und ergänzenden **Hilfeleistungen**.

Kernaussage

Die Geriatrie ist ein Teilgebiet der Medizin. Sie beschäftigt sich mit dem gesunden Altern, der Prävention, also Vorbeugung, von Alterserkrankungen, den Problemen der Akutgeriatrie, der Palliativmedizin und der *Rehabilitation*.

Rehabilitation

aus dem lateinischen *rehabilitare* = wieder tauglich machen. Die Rehabilitation hat zum Ziel, Menschen nach einer Erkrankung so weit wie möglich wieder in ihren normalen Alltag zurückzuführen.

Die geriatrische Rehabilitation setzt es sich zum Ziel, individuell vielfältige **körperliche, seelische und soziale Auswirkungen von Krankheiten** älterer PatientInnen zu behandeln, auszugleichen und zu mildern. Durch ein umfassendes Konzept moderner, aktivierender Pflege, verbunden mit gezielten **multidisziplinären Behandlungsverfahren**, werden die medizinischen, diagnostischen und therapeutischen Maßnahmen ergänzt. Dabei geht man individuell auf die vorhandenen Fähigkeiten, Probleme und Ressourcen der einzelnen PatientInnen ein und bewirkt unter Nutzung dieser eine Verbesserung der **Funktionalität**, d.h. eine erhöhte Selbstständigkeit in den **Alltagsaktivitäten**, eine vermehrte Eigenständigkeit und Sicherheit im **Handeln**, eine Normalisierung des **Erlebens** und des **Verhaltens**. Immobilität und Pflegebedürftigkeit, welche sehr häufig in Erscheinung treten, sollten verhindert werden. Soweit immer möglich, wird eine Rückkehr des Patienten bzw. der Patientin in die bisherigen Lebensumstände angestrebt. Ein älterer Mensch und sein physischer, psychischer und sozioökonomischer Status sowie der Grad seiner Selbstständigkeit sind durch medizinische Diagnosen allein ungenau definiert. Gerade die *Multimorbidität*, *Chronizität*, die Gefährdung der Selbstständigkeit und die Konfrontation mit dem Lebensende sind wesentliche Probleme älterer Menschen. Neben der Beurteilung der Krankheit ist auch der **funktionelle Zustand** (Funktionalität) der älteren Menschen im Rehabilitationsprozess zu berücksichtigen. Die Rehabilitationsphase kann Monate, Jahre oder auch lebenslang dauern. Wichtig dabei ist die Erstellung eines Rehabilitationsplans für jeden einzelnen Patienten bzw. jede einzelne Patientin.

Multimorbidität

aus dem lateinischen *multum* = viel und *morbus* = Krankheit; das gleichzeitige Vorhandensein mehrerer Krankheiten

Chronizität

aus dem griechischen *chronos* = Zeit; Krankheiten, die über einen längeren Zeitraum bestehen bleiben oder nicht (mehr) heilbar sind

Kernaussage

Der Rehabilitationsansatz beruht gleichzeitig auf einer funktions- und krankheitsorientierten Vorgehensweise, da die **Selbstständigkeit** und das **Selbsthilfepotenzial** geriatrischer PatientInnen stärker von ihrer *Funktionalität* abhängt als von den medizinischen Diagnosen. Die Beurteilung von Betagten muss daher immer die zwei Ebenen **Funktion** und **Krankheit** betreffen. Der funktionelle Status ist für die Behandlungsbedürftigkeit und die Prognose von entscheidender Bedeutung.

Funktionalität

Aus dem Blickwinkel der Pflege und Betreuung betrachtet, wird unter Funktionalität die Gesamtheit der Alltagsaktivitäten (Ruhen und Schlafen, Körperpflege, Ernährung, Ausscheidung, Wohnen, Mobilität, Kommunikation, Gesundheitspflege, Beschäftigung und Arbeit), des Handelns, des Erlebens und Verhaltens verstanden.

1.4 Gerontopsychiatrie

Die *Gerontopsychiatrie* ist nach Hinterhuber und Haring (1997) ein Arbeitsgebiet der Psychiatrie und der Gerontologie. Sie beschäftigt sich mit der **Beschreibung, Diagnostik, Therapie und Prävention von psychischen Erkrankungen**, die insbesondere im Alter auftreten. PatientInnen in der Gerontopsychiatrie sind psychisch krank gewordene Alte und alt gewordene psychisch Kranke. Die Gerontopsychiatrie berücksichtigt neben somatischen, psychischen und sozialen Faktoren auch die Bedingungen, unter denen sich Alterskrankheiten entwickeln und wie sie sich auswirken, wobei während der Behandlung sehr großer Wert auf die Einbeziehung der Angehörigen und der Bezugspersonen aus den Heimen und sonstigen sozialen Diensten gelegt wird. Unabhängig vom Alter werden die KlientInnen – soweit indiziert – psychotherapeutisch und/oder medikamentös behandelt und begleitet. Dies ist oft die Voraussetzung für die Wiedererlangung von Selbstständigkeit (vgl. Hinterhuber/Haring 1997, S. 23).

Gerontopsychiatrie

aus dem griechischen *geron* = das Alter, *psyche* = die Seele und *iatros* = der Arzt. Die Gerontopsychiatrie beschäftigt sich mit den seelischen (psychischen) Erkrankungen alter Menschen.

Vielfach verbindet man mit Gerontopsychiatrie Begriffe wie Alter, Gebrechlichkeit, Verwirrtheit, irritierende Verhaltensweisen, Senilität und Irresein. An älteren Menschen kann man in verstärktem Ausmaß jene Verhaltensweisen beobachten, die typisch für ihre Kultur, Religion, Sozialisation und ihr Lebensumfeld sind. Im Laufe des Lebens verstärken sich auch individuelle Eigenschaften. Einen großen Einfluss auf das Verhalten älterer Menschen haben vor allem **Verlusterlebnisse**. Das Abbröckeln von sozialen Halte- und Fixpunkten, das Löchrigwerden des sozialen Netzes (Auszug von Familienmitgliedern, Ableben des Lebensgefährten bzw. der Lebensgefährtin, Einzug in das Altenwohnheim mit Verlust der eigenen Wohnung als wichtigem Teil der eigenen Identität), der Verlust von körperlichen und geistigen Fähigkeiten und der Verlust von Selbstständigkeit und Selbstkontrolle verursachen ein **Minderwertigkeitsgefühl**. Ältere Menschen merken, dass sie sich selbst und den Mitmenschen nicht mehr genügen. Dieser Umstand löst Scham und Angst aus, die sich in irritierenden Reaktionsmustern äußern können. Zwanghaftes Verhalten, Aggression, Verdrängung, Verleugnung, Zorn, Wut und Autoaggression sind nur einige Reaktionsmöglichkeiten. Damit gerontopsychiatrische PatientInnen richtig behandelt werden können, sind neben dem psychopathologischen Status die biografische Anamnese, der Sozialstatus, die Sexualanamnese sowie körperliche und psychische Vorerkrankungen von enormer Bedeutung.

Kernaussage

Die Gerontopsychiatrie beschäftigt sich mit Diagnostik, Therapie und Prävention psychischer Erkrankungen im Alter. Minderwertigkeitsgefühl und Scham, Verlusterlebnisse und Ängste können behandlungsbedürftige Reaktionsmuster auslösen.

1.5 Bevölkerungsentwicklung und ihre Konsequenzen

Österreich hat zurzeit rund 8,4 Mio. EinwohnerInnen. An der Wende vom 19. zum 20. Jahrhundert lebten in den Grenzen der – damals natürlich noch nicht existierenden – Republik knapp über 6 Millionen Menschen. Österreichs EinwohnerInnenzahl stieg somit in hundert Jahren um rund zwei Millionen. Der Anstieg verlief allerdings nicht kontinuierlich. Vor dem Ersten Weltkrieg gab es Geburtenüberschüsse, während des Ersten Weltkriegs und auch während des Zweiten Weltkriegs nahm die Geburtenrate ab. In den Wirtschaftswunderzeiten der 1950er- und 1960er-Jahre kam es zu einem Baby-Boom, das Ende des 20. Jahrhunderts und die heutige Zeit sind durch eine **sinkende Kinderzahl** geprägt. Insgesamt sank die durchschnittliche Kinderzahl von rund 4 im Jahr 1900 auf unter 1,43 Kinder pro Frau im Jahr 2012. Die steigende Lebenserwartung (bei Männern von 40,6 Jahren um 1900 auf über 78,34 Jahren im Jahr 2012; bei Frauen von 43,4 Jahren um 1900 auf derzeit 83,62 im Jahr 2012) und die hohe Einwanderungsquote machen diesen Bevölkerungsschwund jedoch wett. Einen weiteren enormen Einfluss auf die demografische Entwicklung hat die hohe Einwanderung nichtösterreichischer StaatsbürgerInnen. Die Jahresdurchschnittsbevölkerung nichtösterreichischer Staatsbürger hat sich seit 1951 von 323.000 bis 2011 auf 946.587 fast verdreifacht (vgl. Statistik Austria 2013).

Während um 1869 der Bevölkerungsaufbau Österreichs noch die klassische Form einer **Pyramide** hatte, wird sich die Pyramide bis 2030 annähernd **umkehren** (vgl. Statistik Austria 2004).

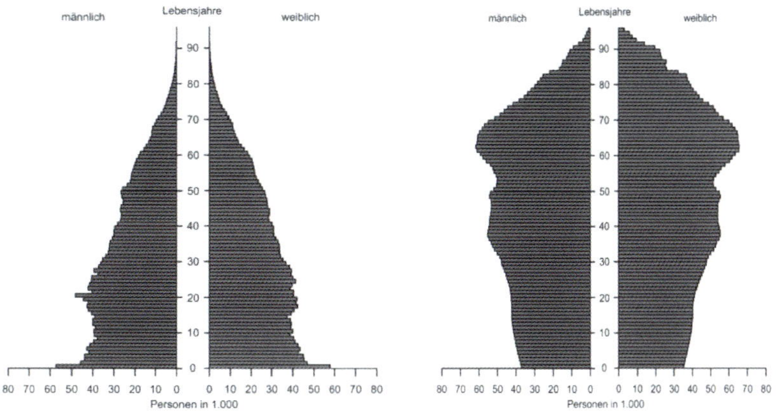

Abbildung 1.1

Von der „Pyramide zum Pilz" – Altersaufbau der österreichischen Bevölkerung (1869–2030)

(Statistik Austria 2004)

Nach *demografischen* Berechnungen des Österreichischen Statistischen Zentralamtes wird der Anteil der über **60-jährigen Bevölkerung** langfristig **stark zunehmen**: von derzeit rund 2 Millionen (ca. 23 % der Gesamtbevölkerung) um ca. 3 % auf etwa 2,3 Millionen (ca. 26 % der Gesamtbevölkerung) im Jahr 2020, und bis 2030 auf voraussichtlich 2,8 Millionen (ca. 31 % der Gesamtbevölkerung). Für das österreichische Pensionssystem würde dies bedeuten, dass gegenwärtig jede/r fünfte EinwohnerIn im Pensionsalter steht, im Jahr 2015 aber bereits jede/r vierte im Jahr 2030 sogar jede/r dritte. Der Anteil der **über 75-jährigen Menschen** an der Gesamtbevölkerung soll sich von 8,12 % (690.082 Personen) auf 11,42 % (1,03 Millionen Menschen) im Jahr 2030 erhöhen (vgl. Statistik Austria 2012).

Demografie

aus dem griechischen *demos* = Volk und *graphice* = Aufzeichnung. Die Demografie untersucht mit statistischen Methoden menschliche Bevölkerungen, ihre Zusammensetzung, ihr Zusammenleben, ihre Verteilung im Raum etc.

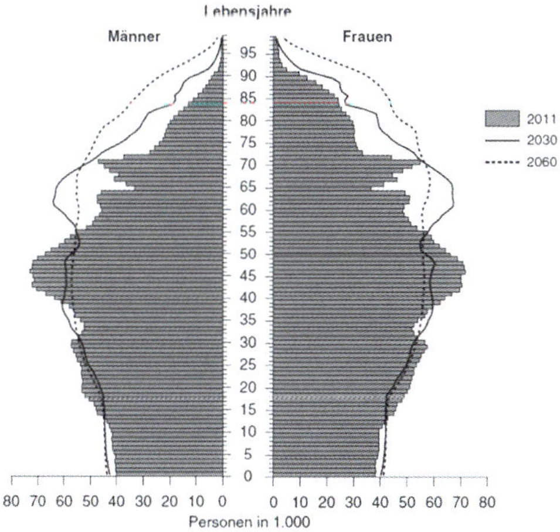

Abbildung 1.2

Bevölkerungspyramide für Österreich, 2008, 2030 und 2050

(Statistik Austria 2012)

Gesellschaftliche Entwicklungen:
- Zunahme der Hochbetagten durch die medizinischen Leistungen
- Anstieg der Pflegebedürftigen
- Trend zur Kleinfamilie
- höhere Erwerbstätigkeit der Frauen
- Notwendigkeit beruflicher Mobilität
- Abnahme der familiären Kapazität für Betreuung und Pflege
- Rückgang unbezahlter sozialer Dienstleistungen

Diese Veränderungen bei den über 75-Jährigen zeigen sich auch in der Bevölkerungspyramide, wobei 2030 die Frauen (58,5 %) im Vergleich zu den Männern (41,5 %) einen viel höheren Prozentanteil einnehmen.

Die Anteile der über 75-Jährigen wurden deshalb angeführt, da sich bei dieser Altersgruppe **Altersverschleiß**, **Morbidität** und somit die **Pflegebedürftigkeit** vermehrt zeigen. Die steigende Lebenserwartung ermöglicht es immer mehr Menschen, **hochbetagt** zu werden. In diesem Lebensalter nimmt die Sicherstellung der Betreuung im Fall der Pflegebedürftigkeit einen entscheidenden Stellenwert ein. Untersuchungen in Österreich haben ergeben, dass derzeit noch **rund 80 % der Pflegebedürftigen zu Hause** von den nächsten Angehörigen, im Regelfall Frauen, **gepflegt** werden. Sozialpolitik, SeniorInnenpolitik und insbesondere die Familienpolitik müssen die tiefgreifenden gesellschaftlichen Entwicklungen in ihre Zukunftsstrategien einbeziehen, um eine für die arbeitende Generation leistbare und für die ältere Generation humane Lösung anzubieten.

Der **Trend zur Kleinfamilie** ist unverkennbar. Bereits jetzt leben annähernd 35,7 % der ÖsterreicherInnen in Einpersonenhaushalten, 28,6 % in Zweipersonenhaushalten, knapp 16,1 % in Dreipersonenhaushalten und 19,7 % in Haushalten mit vier oder mehr Personen. Zudem ist seit 1961 statistisch ausgewiesen, dass Familien ohne Kinder zunehmen und ein signifikanter Zuwachs an Lebensgemeinschaften ohne Kinder zu verzeichnen ist (vgl. Statistik Austria 2010). Das bedeutet, dass die Familie selbst über immer weniger Ressourcen verfügt und zur Versorgung der älteren Familienangehörigen Hilfe von außen benötigt.

Das Gesundheits- und Sozialwesen steht somit vor neuen Herausforderungen. Die **steigende Lebenserwartung**, die oben angeführten soziodemografischen Trends bis hin zu **vermehrter Erwerbstätigkeit von Frauen** und **größerer beruflicher Mobilität** lassen einen weiteren Anstieg des Bedarfs an Pflegeleistungen erwarten. Ein immer dichteres Netz von stationären, semistationären und ambulanten Pflegediensten wird erforderlich werden. Der enorm anwachsende Pflegebedarf kann mit professioneller Hilfe allein nicht gedeckt werden. Es wird kreative und humane Lösungen geben müssen, ähnlich einer freiwilligen Feuerwehr z. B. eine freiwillige Sozialhilfe. ExpertInnen im Sozial- und Gesundheitswesen arbeiten aber bereits jetzt sehr intensiv an neuen Konzepten, die sich vor allem auf folgende Bereiche beziehen:

- primäre, sekundäre und tertiäre **Gesundheitsprävention**,
- Selbstständigkeit und **Kompetenzerhaltung** im Alltag zu Hause,
- neue **Wohn- und Betreuungsformen** für ältere Menschen,
- vermehrte **soziale und kulturelle Angebote** in Heimen,
- praxisrelevante und finanziell tragbare **Pflegekonzepte**.

Kernaussage

Das Altsein hat nicht für alle Zeiten gleichbleibende Merkmale. Die Vorstellungen von dem, was Altsein bedeutet, haben sich im Laufe der Geschichte verändert. Derzeit und in den nächsten Jahrzehnten wird das Alter ganz besonders durch den gesellschaftlich-strukturellen Wandel geprägt sein. Neben dem raschen wirtschaftlichen und technologischen Wandel mit all seinen Nebenerscheinungen befindet sich Österreich auf dem Weg der Überalterung – und auch im gesamten Europa zeigt sich für die Mitgliedsstaaten der Europäischen Union eine ähnliche Tendenz. Bedingt durch eine sinkende Geburtenrate bei gleichzeitig wachsender Lebenserwartung, steigt das Durchschnittsalter der Gesamtbevölkerung, und der Anteil älterer und sehr alter Menschen (Betagte, Hochbetagte) an der Gesamtbevölkerung nimmt zu.

Vertiefung des Lernstoffes

Zusammenfassung

Wenn wir das Wort „alt" hören, so gibt es keinerlei Norm, die diesen Begriff exakt definieren könnte. Schließlich werden wir alle von Geburt an älter. Die Abbauprozesse beginnen bei den einen früher, bei anderen später. Es ist sinnvoll, verschiedene Phasen des Alters und des Alterns zu unterscheiden.

Die Gerontologie beschäftigt sich mit der Erforschung der körperlichen, psychischen und sozialen Situation alter Menschen und der Vorgänge des Alterns. Neben dem biologischen Aspekt sind auch sozialwissenschaftliche Gesichtspunkte wichtig.

Die Geriatrie ist die Lehre von den Krankheiten des alternden und des alten Menschen und ihrer Behandlung. Sie berührt alle medizinischen Fachgebiete.

Die Gerontopsychiatrie stellt die psychischen Störungen alter Menschen in den Mittelpunkt und ist ein Teilgebiet der Psychiatrie geworden.

Die demografischen Berechnungen weisen auf einen enormen Anstieg der älteren Bevölkerung hin. Die großen medizinischen Leistungen und die Gesundheitsprävention ermöglichen den Menschen eine höhere Lebenserwartung. Damit ist aber auch mit einer erhöhten Pflegebedürftigkeit der Hochbetagten zu rechnen. Tendenziell müssen immer weniger Junge für immer mehr Alte aufkommen. Das Gesundheits- und Sozialwesen ist gefordert, neue Konzepte und Überlegungen anzustellen, um dieser Entwicklung gezielt zu begegnen, um so den großen Anforderungen der Zukunft gewachsen zu sein.

Zum Üben

1. Definieren Sie den Begriff Altern.
2. Welche Gesichtspunkte können für eine Differenzierung von „Alter“ herangezogen werden?
3. Welche Merkmale sollte eine Differenzierung des Alters gerade in pflegerischer Hinsicht berücksichtigen?
4. Was verstehen Sie unter Gerontologie, Geriatrie und Gerontopsychiatrie?
5. Wie sieht die demografische Entwicklung in Österreich aus?
6. Welche gesellschaftlichen Trends haben eine Auswirkung auf Betreuungs- und Pflegeleistungen?
7. Nennen Sie neue Tätigkeitsfelder der Pflege, die diesen Entwicklungen gezielt Rechnung tragen.

2 Gerontologie

Lernziel

Nach dem Studium dieses Kapitels sollten Sie ...

... die unterschiedlichen Ansätze der Gerontologie in wesentlichen Zügen kennen.

... Möglichkeiten aufzeigen und diskutieren können, wie die Erkenntnisse der Altersforschung bei der Betreuung, Behandlung und Pflege von alten Menschen genutzt werden können.

... die Wechselwirkung von biologischen und psychosozialen Faktoren aufzeigen und anhand von Alterstheorien erklären können.

... Veränderungen im Alter hinsichtlich Gedächtnis, Lernfähigkeit und Intelligenz beschreiben und beurteilen können.

... die Bedeutung von körperlicher, geistiger und sozialer Aktivität im Alter kennen.

... Lebensstil und Verarbeitungsmuster des gesunden Alterns diskutieren können.

2.1 Ansätze der Gerontologie

Gerontologie wird und kann nicht nur von einer Disziplin her definiert werden. Gerontologie ist ein Überbegriff, welcher je nach zugeordnetem Bereich und wissenschaftlicher Disziplin mit unterschiedlichen Schwerpunkten belegt ist. So wie jede Wissenschaft widmet sich auch die Gerontologie der Grundlagen- und angewandten Forschung. Die angewandte, gerontologische Forschung beschäftigt sich mit den Möglichkeiten und Grenzen einer gezielten und methodischen Einflussnahme auf den Alterungsprozess, um Defizit- und Abbauphänomene, aber auch typische Probleme und Risiken des Alters hinauszuschieben, zu vermeiden bzw. rückgängig zu machen. Präventive Maßnahmen stehen dabei im Mittelpunkt der Bemühungen.

2.1.1 Der biologische Ansatz der Gerontologie

Altern und seine Konsequenzen sind für die Gesellschaft alltäglich und vertraut. Der Körper, die Organe und die Zellen funktionieren mit den Jahren immer schlechter. Auch optimale Rahmenbedingungen, wie ausgewogene **Ernährung**, ein ideales **Arbeitsumfeld**, zufriedenstellende **soziale Beziehungen** und gute **finanzielle Absicherung**, vermögen den zugrunde liegenden biologischen Alterungsprozess zwar abzuschwächen und hinauszuzögern, aber nicht zu vermeiden (vgl. Viidik 2006; zit. n. Rosenmayr/Böhmer 2006, S. 21). Die biologische Alterungsforschung zeigt ein weites Ursachengeflecht unterschiedlicher Alterungsprozesse auf. Für einen beschleunigten Alterungsprozess ist eine Reihe von Faktoren verantwortlich:

Viel diskutiert werden **Chemikalien**, die die Erbsubstanz (DNA) schädigen und dadurch eine Krebs erzeugende Wirkung haben. Dioxine, Zigarettenrauch und Autoabgase sind nur einige dieser schädigenden Substanzen. Aber auch **harmlose Stoffe**, wie z. B. Zucker, können vorzeitige Zellschäden verursachen und somit zu schnellerem Altern führen, wenn diese über Jahre im Übermaß konsumiert werden. Viele ForscherInnen halten aber auch die **freien Radikale** für die großen Übeltäter der Verschleißvorgänge. Dies sind sehr aggressive, aus Sauerstoff gebildete Moleküle, die gewöhnlich alles, was sich in ihrem Umfeld befindet, schädigen. In den Mitochondrien ist neben den Eiweißen und Fetten (Lipiden) vor allem die mitochondriale DNA, die im Gegensatz zur DNA im Zellkern über keinen spezifischen Schutz vor den freien Radikalen verfügt, anfällig.

Auch genetisch festgeschriebene Vorgaben beeinflussen das Altern. Sie bestimmen die Dauer der einzelnen Lebensphasen eines Individuums. Gene sind zugleich Erbsubstanz und Bauplan des Lebens. Es gibt gute und schlechte Gene. Wir müssen unsere Gene schützen, denn die besten Gene werden wertlos, wenn sie defekt sind. Bei bestimmten Krankheiten gibt es eine entsprechende **genetische Disposition**. Das Wissen über Erkrankungen in der Familie kann deshalb gezielt genützt werden, um entsprechende Präventivmaßnahmen zu setzen (vgl. Dandekar 1996).

Kernaussage

Die Summe **biochemischer Schäden** einerseits und andererseits auch **genetische Abläufe**, die auf die Zellen in belastender Weise einwirken, können die Lebensdauer begrenzen und den Alterungsprozess beschleunigen. Erkenntnisse aus diesem biologischen Ansatz müssen vermehrt im **präventiven Pflegehandeln**, in der **Gesundheitsförderung** und in der **Gesundheitserziehung** berücksichtigt werden. Bewegung, Lebensstil, Ernährung und Umweltfaktoren erhalten dann eine ähnlich große Bedeutung wie z. B. die genetische Disposition des/der Einzelnen.

2.1.2 Der medizinische Ansatz der Gerontologie

Schwierigkeiten, die sich auf der biologischen Seite stellen, sind die Beziehungen zwischen dem **biologischen Abbau** des Organismus und der erhöhten **Anfälligkeit für Krankheiten**. Zunehmende Schädigungen auf zellulärer Ebene führen dazu, dass die natürlichen Funktionsreserven der Organe knapper werden und es zu Alterskrankheiten kommt. Dies hat zur Folge, dass alte Menschen häufig gleichzeitig mehrere chronische Krankheiten haben. Alterskrankheiten aufgrund einer Schädigung der Nervenzellen (z. B. Morbus Alzheimer, Morbus Parkinson), Herz-Kreislauf-Krankheiten (z. B. Arteriosklerose, Gefäßverschluss, Herzinfarkt, Hirninfarkt), hormonell bedingte Krankheiten (z. B. Osteoporose, Prostata-Adenom, Diabetes) und Krebserkrankungen sind neben degenerativen Augenerkrankungen in den Industrieländern sehr häufig anzutreffen.

Gerade wegen der Finanzierung der Gesundheitskosten im Alter muss heute der Schwerpunkt mehr und mehr auf **Krankheitsprävention** gelegt werden. Die Prävention von Erkrankungen, dazu zählen auch Pflegebedürftigkeit und Behinderung, umfasst Maßnahmen zur Erhaltung der Gesundheit und zur Vermeidung von Erkrankung (= primäre Prävention) und des Weiteren Bemühungen, die das Fortschreiten von Erkrankungen verhindern (= sekundäre Prävention). Die tertiäre Prävention dient der Verhütung von Rückfällen bei Erkrankungen. Daher sind regelmäßige Vorsorgeuntersuchungen sehr wichtig und sollten wahrgenommen werden, da sie helfen, Risikofaktoren und erste Krankheitssymptome zu erkennen.

Kernaussage

Schwerpunkte dieses Ansatzes sind die Symptomatik, Diagnostik, Therapie und Prävention von Erkrankungen im Alter. Wissen aus der medizinisch orientierten Gerontologie verhilft der professionellen Pflege zu einem besseren Verstehen der Alterskrankheiten und erhöht die pflegerische Kompetenz in präventiven, gesundheitserzieherischen und gesundheitsfördernden Bemühungen.

2.1.3 Der pflegerische Ansatz der Gerontologie

Vielfach ist man der Ansicht, dass Pflege nur dort notwendig wird, wo Krankheit Pflegebedürftigkeit und Funktionsverlust verursacht. Aber Gesundheits- und Krankenpflege bezieht sich nicht nur auf Kranke, sondern auch auf alte Menschen, Behinderte und Gesunde. Personen mit Einschränkungen wird spezielle Unterstützung gewährt, um den täglichen Erfordernissen der **Selbstpflege** zu entsprechen und an der medizinisch-therapeutischen Versorgung selbst teilzunehmen. Die erhöhte Lebenserwartung und der medizinisch-technische Fortschritt machen es notwendig, dass die Menschen mehr Informationen erhalten über das gesunde Altern, über die **Prävention** und Verhinderung von Krankheit, über **Selbstpflegekompetenz** und den Umgang mit Krankheit sowie über die Auswirkungen des Krankseins auf den Alltag. Es ist auch wichtig, geeignete **Bewältigungsstrategien** aufzuzeigen. Somit zählen neben Körperpflege und Behandlungspflege, Betreuung und Hilfestellung auch Unterweisung, Beratung und Erziehung in Bezug auf Selbstpflege zum professionellen Arbeitsfeld der Pflege.

Der § 14 Abs. (1) des österreichischen Gesundheits- und Krankenpflegegesetzes verweist auf diesen neuen eigenverantwortlichen Tätigkeitsbereich der Diplomierten Pflegefachkräfte. Im Vergleich zu vielen anderen Ländern hat der deutschsprachige Raum gerade hinsichtlich der Beratungskompetenz einen enormen Nachholbedarf.

Pflege ist nach Orem (1997) **Hilfeleistung** an PatientInnen mit Selbstpflegeproblemen. Selbstpflege ist ein erlerntes und zielbewusstes Handeln. Sie umfasst alles, was gesunde und kranke Menschen im täglichen Leben entscheiden und tun, um ihre Bedürfnisse zu befriedigen, um auf intelligente Weise bei der medizinischen Diagnostik und Behandlung mitzuwirken und um ihr normales Wachstum und ihre normale Entwicklung zu fördern. Pflege verhilft dazu, selbst etwas für sich zu tun. Pflegefachkräfte geben auch Lernhilfe darin, wie man sich als Betroffener oder Betroffene selbst helfen kann. Einen Patienten bzw. eine Patientin zu pflegen, ist somit eine **praktische und didaktische Handlung**.

Potenziale
sind jene Fähigkeiten, die es im Rahmen der Pflegearbeit und Betreuungsarbeit zu erkennen, zu fördern und zu entwickeln gilt, um bestmögliche Selbstbestimmung und Selbstständigkeit beim Ausführen der Alltagsfunktionalität, beim Handeln, Erleben und Verhalten zu erlangen.

Der pflegerische Ansatz der Gerontologie bemüht sich zum einen darum, **wissenschaftliches Grundlagenwissen** über Wechselwirkungen zwischen psychologischen, physiologischen und ökologischen Wirkfaktoren zu erheben, um auf diesen Erkenntnissen aufbauend eine bestmögliche Funktionalität im Alter möglichst lange zu gewährleisten. Zum anderen sind eine **intensive Arbeit am und mit älteren Menschen**, eine theoretische Auseinandersetzung mit der Lebensgeschichte, den Selbstverständlichkeiten, den *Potenzialen* und *Ressourcen* und die Erarbeitung wissenschaftsbasierter Pflegekonzepte aus diesen Erkenntnissen notwendig, um den Alterungsprozessen, der nachlassenden Selbstpflegekompetenz und der Krankheitsanfälligkeit durch gezielte Pflegeinterventionen vorzubeugen. Auf diese Weise können sich Pflegefachkräfte nicht nur auf reine Erfahrung, Intuition und Rituale stützen, sondern auch auf eine theoretisch fundierte, alltagstaugliche und in Hinsicht auf Kosten argumentierbare Pflegepraxis beziehen.

Ressourcen
sind diejenigen Fähigkeiten und Fertigkeiten, auf die der Mensch bei der Bewältigung seines Lebens, beim Ausführen der Alltagsfunktionalität, beim Handeln, Erleben und Verhalten zurückgreifen kann.

Kernaussage

> Der pflegerische Ansatz orientiert sich an den Pflegebedürfnissen (Pflegediagnostik), am Grad der Pflegeabhängigkeit sowie an der Feststellung und Beurteilung der zur Deckung dieser Bedürfnisse zur Verfügung stehenden Kompetenzen und Ressourcen. Der Schwerpunkt ist auf präventives Pflegehandeln zu legen, um die Selbstpflegekompetenz im Alter möglichst lange zu gewährleisten. Will man alte Menschen ganzheitlich pflegen, so muss professionelles Pflegehandeln biologische, medizinische, sozialpsychologische und soziologische Erkenntnisse einbeziehen.

2.1.4 Der verhaltenswissenschaftliche Ansatz der Gerontologie

Die verhaltenswissenschaftliche Seite der Gerontologie befasst sich mit den psychosozialen Aspekten alternder Menschen als Einzelpersonen und in ihren Beziehungen zu anderen Menschen. Das **Zusammenspiel von physischen, psychischen, sozialen und ökologischen Faktoren** spielt für menschliches Verhalten und Erleben dabei eine große Rolle. Psychologische Zielvorstellungen liegen neben der Verbesserung des räumlichen und sozialen Umfelds auch in der Vergrößerung des Handlungsspielraums älterer Menschen sowie darin, ihnen die Möglichkeit zu geben, die Kontrolle über ihr Leben beizubehalten und ihre Privatsphäre zu wahren (vgl. Saup 1993).

In der Beziehung zu älteren Menschen sind psychologische Kenntnisse über Kommunikation, Identität, Rollenverständnis, systemische Aspekte in Familie und Heim sowie tiefenpsychologische Überlegungen besonders wichtig.

Kernaussage

> Zielsetzung einer verhaltenswissenschaftlich orientierten Pflege ist es, durch die Berücksichtigung psychosozialer Erkenntnisse dazu beizutragen, dass alte Menschen ihre soziale Umwelt besser gestalten können, ihr Umfeld erweitern, ihr Verhalten und Erleben gegebenenfalls verändern und insgesamt ihre sozialen Beziehungen verbessern.

2.1.5 Der sozialwissenschaftliche Ansatz der Gerontologie

Da der Mensch ein **gesellschaftliches Wesen** ist, kann er nie ganz außerhalb der Gesellschaft leben, und dieses „In-der-Gesellschaft-Leben" heißt unweigerlich, dass wir immer und überall an andere grenzen und diese anderen immer und überall an uns grenzen. Wer als alt oder alternd bezeichnet wird, ist auch eine Sache der **gesellschaftlichen Definition**. Heutzutage leben die Menschen länger als je zuvor in der Geschichte. Alter ruft beim bzw. bei der Einzelnen und bei der Allgemeinheit bestimmte Reaktionen hervor, die in sozialwissenschaftlicher Hinsicht viele Fragen aufwerfen: Gilt Alter als Missgeschick? Hat Alter Raum in unserer modernen Familie? Ist Altern ein soziales Problem? Heißt Altern „Krankheit"? Welchen Perspektivenwechsel braucht die Jugend? Wie steht es um die Generationensolidarität? Gibt es einen Generationenkonflikt?

Alle Bemühungen, bei seelischem und körperlichem Wohlbefinden ein hohes Lebensalter zu erreichen, fallen in das Arbeitsfeld der **Interventionsgerontologie** (vgl. Lehr 1979). Gerade dieser Anwendungsbereich von gerontologischem Wissen wird als essenzieller Bestandteil der Gerontologie bezeichnet. Nach Kruse (1991; zit. n. Wahl 2000, S. 23) sind Interventionen alle Maßnahmen, die der Aufrechterhaltung und Förderung der Kompetenz im Alter dienen. Strategisches Ziel sind Optimierung, Prävention, Rehabilitation, Therapie und Umorientierung.

Kernaussage

Der sozialwissenschaftliche Ansatz der Gerontologie beschäftigt sich insbesondere mit den Erfahrungen und Problemen des alternden Menschen in der Gesellschaft. Das Vorhandensein vieler älterer, im Ruhestand lebender Menschen in einer Gesellschaft hat Konsequenzen für die Wirtschaft und das Gesundheitswesen, für Sozial- und andere Fürsorgeeinrichtungen. Sozialökonomie, Sozialpolitik, Sozialphilosophie und Sozialrecht sind nur einige Bereiche der Soziologie, die sich auch mit dem Thema Altern befassen.

Vertiefung des Lernstoffes

Zusammenfassung

Eine kompetente, gezielte Verknüpfung und Nutzung der biologischen, medizinischen, pflegerischen, verhaltens- und sozialwissenschaftlichen Erkenntnisse des Alterns kann dazu beitragen, Gesundheit, körperliches, seelisches und soziales Wohlbefinden und bestmögliche Selbstpflege im höheren Alter zu ermöglichen und zu erhalten.

Forschungsergebnisse aus Medizin, Pflege, Psychologie und Soziologie führen zu einem erhöhten, verbesserten Angebot von Beratung, Betreuung und Versorgung älterer Menschen. Wirtschaft und Technik schaffen als Folge der Erkenntnisse seniorInnengerechte Möglichkeiten der Lebensgestaltung. Architektur und Stadtplanung entwickeln altersgerechte Siedlungs- und Wohnformen. Die Medien transportieren mit gezielt ausgerichteten Programmen die Anliegen älterer Menschen an die verschiedenen Altersgruppen der Gesellschaft.

Zum Üben

1. Was ist Gerontologie?
2. Welche Ansätze der Gerontologie kennen Sie?
3. Beschreiben Sie den pflegerischen Ansatz näher.

2.2 Altersforschung

2.2.1 Allgemeine Aspekte

Eine verbesserte Zusammenarbeit in der Altersforschung auf höchster Bildungsebene ist unbedingt notwendig. Jedes europäische Land, so auch Österreich, sollte über einen multidisziplinär besetzten nationalen Lehrstuhl für „Gerontologie und Geriatrie" verfügen. Dieser Lehrstuhl sollte aber nicht allein der medizinischen Disziplin vorbehalten bleiben, sondern Pflegewissenschaft, Sozialwissenschaften, Geisteswissenschaften und Medizin sollten für das Wohl der alternden Gesellschaft zusammenarbeiten.

Gerontologische und geriatrische Pflege wird in Zukunft auch in Österreich den Auftrag haben, durch Forschung Wissen zu entwickeln, das den Pflegenden hilft, ihren berufsspezifischen **Beitrag zur Verbesserung der Gesundheit und Lebensqualität** von Einzelnen, Familien, Gruppen und der Gesellschaft im Alter zu leisten. Während Pflege in den Krankenhäusern und Pflegeeinrichtungen eine lange Tradition aufweist, hat **Pflegeforschung** eine verhältnismäßig kurze Geschichte. Eine erste Fachveröffentlichung stammt von **Florence Nightingale** aus dem Jahr 1858. Seit Nightingale hat sich das Bedürfnis, zu forschen und die Effektivität von Pflegediensten zu erhöhen, gesteigert. Die demografische Entwicklung unserer Gesellschaft führt zu einem **erhöhten Bedarf an Pflege**. Demgegenüber stehen im Gesundheitswesen begrenzte Mittel zur Verfügung, Budgeteinschränkungen sind an der Tagesordnung.

Die Herausforderung besteht nun darin, Pflege denjenigen Personen zukommen zu lassen, die Pflege benötigen. Ein **Überpflegen** ist genauso zu **vermeiden** wie eine zu geringe Inanspruchnahme von adäquater Pflege. Die entsprechenden Arbeits- und Tätigkeitsfelder benötigen eine auf wissenschaftlicher Klarheit beruhende, das heißt auf Evidenz basierende Pflege, die nicht nur auf Intuition, Tradition, Autoritäten und Ritualen verharrt. Weiters erfordert die in zunehmendem Maße geforderte **Qualitätssicherung** der Gesundheitsversorgung quantitative und qualitative Pflegeforschung, um den Beitrag der Pflege identifizieren und bewerten zu können. Das durch Pflegeforschung fundierte Wissen findet dann seine Anwendung nicht nur in der individuellen, direkten Pflege, die dem/der Einzelnen oder einer Gruppe geboten wird, sondern hilft auch bei organisatorischen, institutionellen und politischen

Entscheidungen. Die Basis wissenschaftlicher Erkenntnis kann durch Forschung erworben werden. Dabei ist es wichtig, innerhalb der klinischen Forschung das besondere Interesse der Pflege klar in den Mittelpunkt zu stellen. Neben anderen PflegewissenschaftlerInnen weist gerade Dorothea Orem (1959) auf diesen Aspekt hin und setzt die eigentliche Aufgabe der Pflege klar fest.

Das Design der Pflegeforschung:
- deskriptive Studien
- experimentelle Studien
- Aktionsforschung
- Evaluationsforschung

(vgl. Meyer 2001, S. 71–78)

Forschungsprogramme zu entwerfen und durchzuführen, setzt aber die **Kooperation** von Pflegediensten, Krankenhäusern, Gesundheits- und Krankenpflegeeinrichtungen sowie MedizinerInnen voraus. Erkenntnisse müssen im Interesse einer auf wissenschaftlicher Basis beruhenden PatientInnenversorgung multidisziplinär diskutiert und umgesetzt werden. Ein Ziel der Forschung liegt dabei in der Entwicklung von **praxisnahen und innovativen Konzepten, Methoden, Techniken und Hilfsmitteln** der professionellen Pflege. Ein weiteres Ziel sollte es sein, dass mittel- bzw. langfristig systematische und fortlaufende **Pflegestatistiken** geführt werden. Damit verbunden ist die Hoffnung, zukünftig für alle organisatorischen und politischen Entscheidungsebenen eine umfassende **Datenbasis** zu Voraussetzungen, Strukturen, Prozessen und Ergebnissen des Pflegewesens zur Verfügung zu haben. Auch die Bearbeitung von **Fragestellungen pflegeorganisatorischer Art** ist ein Aspekt der Pflegeforschung. Aufgrund der Kostenentwicklung im Gesundheitswesen, aber auch wegen der zunehmend qualitätsorientierten Unternehmenskonzepte ist Bewegung in die organisatorischen Strukturen und Prozesse der Krankenhäuser, Altenheime und ambulanten Pflegedienste gekommen. Es wird immer zwingender, die pflegerische Arbeit in den Einrichtungen umzuorganisieren und über die Einrichtungen hinaus zu vernetzen.

Kernaussage

Pflegeforschung ermöglicht es der Pflegewissenschaft, Theorien zu überprüfen, Fragestellungen, Annahmen und Vermutungen aus der Praxis aufzugreifen und zu klären sowie Grundlagen für die Entwicklung neuer Theorien, Konzepte und Modelle zu liefern (vgl. Mayer 2001, S. 31).
Altersforschung hat zum Ziel, das, was wir als Pflegende für pflegebedürftige Betagte tun, besser verstehen, einschätzen und beurteilen zu können.

2.2.2 Methodische Zugänge

Die pflegespezifische **Altersforschung** untersucht den Einfluss und die Auswirkungen der Pflege auf das Altern, die Selbstpflegebedürfnisse, Selbstpflegeerfordernisse und Selbstpflegekompetenz betagter Menschen. So können z. B. die **Aktivitäten und Erfahrungen des täglichen Lebens** (vgl. Krohwinkel 1993; zit. n. Müller 2001, S. 17), die **Selbstpfle-**

gekompetenz älterer Menschen (vgl. Orem 1997) oder das **Tätigkeitsfeld** der Pflegenden im Umfeld älterer Menschen ein Forschungsschwerpunkt sein. Dabei gibt es je nach gerontologischem Ansatz unterschiedliche methodische Zugänge. Es stehen verschiedene Datenquellen zur Verfügung, um Belege dafür zu finden, wo und in welcher sozialen Umgebung sich ältere Menschen alltäglich aufhalten und wo professionelle Pflege, Selbstpflege bzw. Abhängigenpflege stattfindet. Zeitbudget-Studien, Aktivitätsbeschreibungen, Behavior-Setting-Untersuchungen, Wohnsituationsbeschreibungen, Modell- bzw. Konzeptanalysen in pflegerischen Arbeitsfeldern etc. können nützliche pflegerelevante Daten liefern. Diese Studienarten sollen im Folgenden kurz beschrieben werden.

Zeitbudget-Studien und Schilderungen in Bezug auf Lebensaktivitäten oder Selbsthilfebedarf

Zeitbudget-Studien geben vor allem darüber Auskunft, **wer, wann, wo, was tut**. Durch derartige Untersuchungen lässt sich aufschlüsseln, welche Berufsgruppen mit welchen fachlichen Kompetenzen wann benötigt werden. Dabei sind auch Rückschlüsse auf den Aktivierungsgrad, auf Potenziale und auf Ressourcen älterer Menschen möglich.

Behavior-Setting-Untersuchungen

Sie befassen sich vor allem mit den **Merkmalen von sozial-räumlichen Umgebungen**, z. B. von Gemeinden oder Städten und ihrer infrastrukturellen Ausstattung – etwa Einrichtungen der Gesundheitsvorsorge, Krankenhäuser, Hauskrankenpflege, Sozialsprengel und sonstige Versorgungssysteme. Sie werden u. a. charakterisiert nach der **Frequenz der Nutzung** und dem Lebensalter ihrer BenutzerInnen. Solche Ansätze liefern Hinweise darauf, welche Infrastrukturen ältere Menschen nutzen, wie dieses Umfeld personell und instrumentell ausgestattet sein soll und wie lange sie sich dort aufhalten bzw. betreut werden. Die Ergebnisse derartiger Untersuchungen können auch Argumente liefern, um zusätzliche neue Einrichtungen und personelle Qualifikationen zu rechtfertigen bzw. bestehende Infrastrukturen auszubauen.

Wohnsituationsbeschreibungen

Diese erfassen die **räumlich-architektonischen, sozialen, gesundheitsbezogenen und pflegerelevanten Merkmale** der Wohnsituation, sei es zu Hause oder in Krankenhäusern oder Pflegeeinrichtungen. Bei diesen Untersuchungen werden nicht nur Ausstattungsmerkmale der Wohnung, die Haushaltszusammensetzung, die Mietbelastung etc. erhoben, es lassen sich daraus auch Hinweise darauf gewinnen, inwieweit ein **sicheres und gesundes Wohnen** möglich ist und inwieweit das pflegerische Umfeld zufriedenstellend ist. Daten, die auf derartigen Erkenntnissen aufbauen, helfen, das Wohnumfeld altersgerecht zu gestalten und eine Pflege und Betreuung für bestmögliche Selbstpflege zu ermöglichen.

Modellanalysen in der Pflegepraxis als Messinstrument für die Selbstpflege

Bei der Umsetzung von Pflegemodellen in die Praxis ist es wichtig, entsprechende **Instrumente** zu finden, die sich auch für die Pflegeforschung eignen. Darunter versteht man z. B. bei der Erforschung der Selbstpflegekompetenz Methoden zur Messung des Selbstpflegewissens, der Wahrnehmung der Selbstpflege und der Selbstpflegehandlungen. Ergebnisse dieser Messverfahren liefern Daten, mit denen Pflegeeinrichtungen, der Bedarf an professioneller Pflege für die Abhängigenpflege und die Selbstpflege beurteilt werden können (vgl. Evers 2002, S. 31 ff.).

2.2.3 Umsetzung in der Pflegepraxis

Professionelle Pflege verlangt von PraktikerInnen, dass sie sich laufend mit neuen Erkenntnissen aus der Forschung befassen, dass sie sich auf dem neuesten Stand der Wissenschaft bewegen. Forschung und die Erkenntnisse aus der Pflegeforschung haben aber nur dann entsprechenden Wert, wenn sie von PflegepraktikerInnen genutzt werden.

Für die **Anwendung von Wissen aus der Forschung** gibt es unterschiedliche Strategien. Lindquist et al. (1992) schlagen nachfolgende sieben Schritte vor:

- Identifizieren eines Problems
- Recherche von Forschungsberichten zu diesem Problem
- Planung und Übernahme einer forschungsgestützten Neuerung
- klinische Erprobung und Evaluation der Neuerung
- Entscheidung über Übernahme, Veränderung oder Ablehnung der Neuerung
- Entwicklung eines Vorgehens, um die neue Praxis auf andere Bereiche auszuweiten
- Entwicklung von Mitteln, mit denen die erneuerte Praxis erhalten werden kann

Bevor die Umsetzung und Anwendung realisiert wird, ist es notwendig, Hindernisse und Problemfelder zu analysieren und Überwindungsstrategien zu überdenken (vgl. Lindquist et al. 1992; zit. n. Bartholomeyczik/Müller 1997, S. 142).

Vertiefung des Lernstoffes

Zusammenfassung

Im Sinne einer „Pflegeforschung" sollten in der Altersforschung die Ursachen, Auswirkungen und Folgen von Pflegebedürftigkeit systematisch beschrieben und analysiert werden. Nicht nur die Behandlung von Pflegebedürftigkeit, sondern auch Methoden, dieser frühzeitig vorzubeugen, müssen im Mittelpunkt des Interesses stehen. Ferner sollen auch die Rahmenbedingungen und Auswirkungen der Pflegearbeit auf die PatientInnen und ihre Angehörigen, aber auch auf die MitarbeiterInnen in den Krankenhäusern, Altenheimen und ambulanten Pflegeeinrichtungen untersucht werden. Pflegerische Prozesse auf wissenschaftlichen Grundlagen aufbauend zu entwickeln und zu begleiten, Konzepte modellhaft zu erproben und gezielt in der Praxis umzusetzen, ist ein weiterer Zweck von Pflegeforschung. Die praktische Arbeit um und mit alten Menschen erfordert auch eine wissenschaftlich gestützte Reflexion.

Zum Üben

1. Warum ist Altersforschung wichtig?
2. Auf welche Art und Weise können Pflegedaten erhoben werden?
3. Diskutieren Sie Altersforschung und ihre Bedeutung für die Praxis.

2.3 Theorien des Alterns und des Alters

2.3.1 Allgemeine Aspekte

Altern kann aus verschiedenen Blickwinkeln betrachtet werden. Unterschiedliche wissenschaftliche Fächer haben sich mit Altern als komplexem Prozess auseinandergesetzt, wobei insbesondere biologische, psychische und soziale Aspekte erforscht wurden.

Betrachtet man den **Vorgang des Alterns** als solchen, so spricht man von **Alternstheorien**. Will man dagegen die Frage beantworten, warum ein Lebewesen ein **bestimmtes Höchstalter** erreicht, so spricht man von einer **Alterstheorie**. Die im Folgenden beschriebenen Theorien bemühen sich, die Erscheinungen des Alters und des Alterns zu erklären. Die Reihenfolge der Auflistung soll keine Wertigkeit darstellen, sondern ist lediglich zufällig zu verstehen (vgl. Otto 1994, S. 26–33; Heufelder/Bieger 2001, S. 24–27).

2.3.2 Defizittheorie

Als Pionier der modernen Altersforschung gilt der Amerikaner **Leonard Hayflick**. Er hat vor mehr als dreißig Jahren am Wistar Institute in Philadelphia beobachtet, dass Fibroblasten, Bindegewebszellen des Menschen, im Reagenzglas offenbar eine fixe Lebensdauer haben und sich nur begrenzt häufig teilen. Diese wichtige Entdeckung führte zum Schluss, dass alle Lebensvorgänge von begrenzter Dauer seien. Aus dieser Erkenntnis heraus wurde die Hayflick-Zahl entwickelt, die besagt, wie oft sich eine Zelle teilen kann. Die BiologInnen sind sich aber nicht darüber einig, was die Hayflick-Zahl für das Altern des gesamten Körpers bedeutet (vgl. Rosenmayr/Böhmer 2006, S. 26). Trotzdem wird diese Dimension des Abbaus, insbesondere des Leistungsabbaus, in der Altersforschung vermehrt als theoretischer Ansatz verwendet.

Das Alter wird somit im Rahmen der Defizittheorie als ständig **fortschreitender körperlicher, seelischer und geistiger Abbau und Verschleißprozess** betrachtet. Wie der Begriff „Defizit“ schon ahnen lässt, verweist dieser Ansatz auf einen mit steigendem Alter in allen beobachtbaren Lebens- und Leistungsbereichen stattfindenden Leistungsrückgang. Die Theorie nimmt ein „Adoleszenz-Maximum“ an, das etwa mit dem 20. Lebensjahr erreicht ist, sich dann einige Jahre auf ebendiesem Maximum hält, um sodann stetig und unaufhaltsam abzunehmen. In diesem Zusammenhang verwies Thorndike 1928 auf die altersabhängige **„Lernfähigkeit“** des Menschen, welche zwischen dem 20. und 30. Lebensjahr am höchsten sei. Dieser Aussage ist aber gegenüberzustellen, dass Lernfähigkeit nicht nur vom Alter abhängig ist und das Merkmal der Lernfähigkeit nicht in jedem Alter mit den gleichen Messmethoden bewertet werden kann. Derartige Ergebnisse von DefizittheoretikerInnen führten zu *Altersstereotypen*, die zwischen den Extremen Pflegebedürftigkeit, Armut und Krankheit sowie den aktiven, gesunden, unabhängigen und gut situierten Alten, den „neuen“ jungen Alten liegen.

Altersstereotyp
soziokulturelle Konstruktion, die alten Menschen lediglich aufgrund ihres chronologischen und/oder biologischen Alters bestimmte Eigenschaften, Rollen und Verhaltensmuster zuschreibt

Eine Reduktion älterer Menschen nur auf ihre Leistungsfähigkeit wird dem vielschichtigen Prozess des Alterns nicht gerecht. Weder ist ein linearer Anstieg im Bereich Leistung bei allen Menschen zu beobachten – noch ein stetiger Abstieg nach einem einmal erreichten Maximum. **Altersabbau findet weder generell noch universell statt**. In vielen grundlegenden Studien konnte das Defizitmodell widerlegt werden, indem gezeigt wurde, dass der Leistungsabfall im Alter überschätzt wird. Ältere Menschen wollen nicht nur erworbene Kompetenzen, soziale Beziehungen und materielle Werte so lange wie möglich bewahren und vor Abbau schützen. Sie sind also nicht nur rückwärts gewandt und konservativ im bewahrenden Sinne, sondern zeigen vielmehr durch ihre Lebensweise, dass sie auch **neue Potenziale** ausschöpfen und **neue Fähigkeiten** erwerben.

2.3.3 Abnutzungs- und Verschleißtheorie

Der Verschleiß und die Abnutzung zeigen sich in Auffälligkeiten wie Falten, Altersflecken, Ablagerungen in den Gefäßen oder durch graue Haare.

Die Abnutzungs- und Verschleißtheorie nach Raymond Pearl (1924) kann nach Ansicht der Autoren ebenfalls zu den Defizittheorien gezählt werden. Diese Theorie konzentriert sich aber vermehrt auf die körperlichen Veränderungen im Alter. Der Gebrauch von Organen und jeder Lebensvorgang hat **Abnutzung und Strukturverschleiß** im Körper zur Folge, was in letzter Konsequenz zum Tod führt. Je ausschweifender gelebt wird, desto höher sind die Abnutzung und der Verschleiß. Der Körper verfügt zwar über **Reparatursysteme**, doch lässt deren Kapazität und Wirksamkeit im Lauf der Jahre nach. Um Altern zu verstehen, ist es wichtig zu wissen, dass ältere Menschen gegenüber extremen Lebensbedingungen und Belastungen empfindlicher reagieren und eine **geringere Anpassungsfähigkeit** besitzen. Die einzelnen Organsysteme sind sehr unterschiedlich betroffen und die Belastbarkeit ist von Individuum zu Individuum sehr verschieden. Die Abnahme der Organfunktionen bzw. der Organreserven bei 75- bis 80-Jährigen im Vergleich zu 30-Jährigen liegt je nach Organsystem zwischen 40 und 80% (vgl. Andreae et al. 2001, S. 22).

2.3.4 Aktivitätstheorie

Zentrale Auffassung dieser Theorie ist die Annahme, dass Glück und Zufriedenheit eines Menschen davon abhängen, wie sehr er auf das Umweltgeschehen Einfluss nehmen kann und gebraucht wird. Zapf (1984) nennt den **Grad der Zufriedenheit** als Maßstab gelingenden Alterns. Um diesen Aspekt besser verstehen zu können, ist es wichtig, den Begriff „Zufriedenheit" zu definieren. Zufriedenheit besteht aus zwei Elementen, deren Wechselspiel die Zufriedenheit des/der Einzelnen bestimmen. Es sind dies zum einen die **objektiven Lebensbedingungen** und zum anderen das **subjektive Wohlbefinden**. Nach seiner Überlegung existiert neben der vollkommenen Zufriedenheit noch ein Zufriedenheitsparadoxon, wenn trotz schlechter objektiver Lebensbedingungen ein subjektives Wohlbefinden geäußert wird. Die umgekehrte Sicht, subjektives Missempfinden bei guten Lebensbedingungen, bezeichnet er als **Unzufriedenheitsdilemma**.

Diese Theorie geht auch davon aus, das **Aktivitäten** das Altern hinauszögern: Ein aktiver Mensch (und nur ein aktiver Mensch) ist mit seinem Leben zufrieden. Soziale Prozesse haben bei diesem Ansatz eine besondere Bedeutung: In soziale Beziehungen eingebunden zu sein, soziale Rollen und Positionen innezuhaben, ist hier gleichbedeutend mit Leistung und Anerkennung. Ziel muss es also sein, sich diese aktive, mit Zufriedenheit erfüllte Phase des Lebens möglichst lange zu erhalten oder Verluste durch neue Rollen wettzumachen. In dieser Theorie setzt Alter quasi mit dem Ausscheiden aus dem Berufsleben ein, das mit dem Verlust von bestimmten sozialen Beziehungen und Rollen einhergeht. Das Berufsleben wird also als Wert gesetzt, dessen Verlust ein

Altern bedeutet und dem deshalb entgegengewirkt werden muss. Die Berufstätigkeit wird durch Freizeit ersetzt. **Neue soziale Beziehungen und Rollen** müssen gesucht und eingenommen werden, um weiterhin ein zufriedenes Leben führen zu können. Geschieht das nicht, beginnt ein Prozess der Vereinsamung. Die veränderte Situation verlangt nach Anpassung.

Diese Überlegungen können aber auch kritisiert werden. Es kann doch nicht sein, dass das Altern mit einem bestimmten Datum, vielleicht mit dem Austritt aus dem Berufsleben, beginnt. Auch der damit verbundene Verlust von sozialen Rollen und Beziehungen kann nach Meinung der Autoren nicht den Beginn des Alterns bedeuten. Denn gerade das heutige Berufsleben der modernen nachindustriellen Dienstleistungsgesellschaft zeichnet sich durch einen permanenten Verlust von Rollen und durch Rollenwandel aus. Das Ausscheiden aus einem belastenden Beruf kann genauso zur **Freisetzung von neuen Energien** führen, die vorher nicht mobilisiert werden konnten. Nach Tartler, der als ein Vertreter der in den 1960er-Jahren entwickelten Aktivitätstheorie gilt, ist Aktivität gleich Leistung, und Leistung erfüllt immer eine Funktion für die Gesellschaft. Eine aktive Lebensgestaltung und ein Training von Fähigkeiten sind wichtig. „Wer rastet, der rostet." Auf der anderen Seite gilt aber auch: „Wer nicht rastet, der erschöpft sich." Die Menschen sollten nach eigenem Gutdünken ihre Funktion als nützliches Glied der Gesellschaft erfüllen, sich andererseits aber auch den entsprechenden Freiraum für Erholung und Muße erhalten.

„Wer rastet, der rostet."
„Wer nicht rastet, der erschöpft sich."
„Man ist so alt, wie man sich fühlt."
Gesundes Altern ist ein aktiver Prozess des Akzeptierens von Leistungsveränderungen, des Abschiednehmens von Möglichkeiten und der Eröffnung neuer Möglichkeiten.

2.3.5 Disengagement-Theorie (DE-Theorie)

Der Übergang vom Erwachsenenalter zum Alter bringt einen natürlichen Rückzug aus Aktivitäten und Verpflichtungen mit sich. Der alte Mensch und die Gesellschaft sind etwa zur gleichen Zeit bereit, ihre Bindungen zueinander zu lösen. Die VerfechterInnen der Disengagement-Theorie nennen diesen Prozess der zunehmenden Distanzierung einen ganz natürlichen Vorgang der menschlichen Entwicklung. **Rückzug und die Lösung aus Bindungen** stellen einen natürlichen, wünschbaren und unvermeidbaren Prozess dar. Er ist gleichzeitig eine Vorbereitung auf den endgültigen Abschied vom Leben, der ganz nebenbei der Gesellschaft die stete Erneuerung menschlicher Beziehungen, neuer Rollen-, Funktions- und Leistungsbereiche eröffnet. In diesem Sinne ist ein **Altersrückzug als Motor des kontinuierlichen sozialen Wandels** zu verstehen. Scheiden ältere Menschen unter dieser Voraussetzung aus, seien sie glücklicher und zufriedener als diejenigen, denen auch im Alter noch Aktivität und Leistung abverlangt werde. Im gleichen Atemzug solle aber den alten Menschen nicht per se unterstellt werden, dass sie zu keiner Leistung mehr fähig seien. Betrachtet man diese Überlegungen aus soziologischer Sicht, so wäre daraus zu schließen, dass eine mit Aktivität erfüllte Einbindung älterer Menschen in die Ge-

Die kritische Auseinandersetzung mit der Aktivitätstheorie ließ die Disengagement-Theorie entstehen. Die GerontologInnen Elaine Cumming und William E. Henry behaupten, dass ein Zurückziehen aus Rollen-, Funktions- und Leistungsbereichen der Gesellschaft für die Älteren selbst befriedigend sei.

Self-fulfilling prophecy

Der alternde Mensch glaubt zu wissen, was von ihm erwartet wird und erlebt bzw. erleidet sein eigenes Alter entsprechend positiv oder negativ.

sellschaft kaum Glück und Zufriedenheit gewährleistet. Das kann zwar immer wieder beobachtet werden, ist aber vielfach eher Folge einer „*Self-fulfilling prophecy*". Ältere Menschen integrieren die bestehenden Altersstereotypen in ihr Selbstbild und entwickeln ein Altersverhalten, das entweder dem positiven oder dem negativen Altersbild der Gesellschaft entspricht. Vieles wird von älteren Menschen als Last empfunden, und das Alter wird häufig vorgeschoben, um einen Vorwand zu haben, beschwerliche Tätigkeiten sein zu lassen.

Die Kritik an dieser Theorie wie auch an dem Aktivitätsmodell lautet, dass es von der **Persönlichkeitsstruktur** und den individuellen **Konfliktverarbeitungsmustern** jedes/jeder Einzelnen abhängt, ob jemand im Alter aktiv sein will oder eher ein Bedürfnis nach Rückzug hat.

Der Gerontologe R. J. Havinghurst fügte die zentralen Aussagen der Aktivitätstheorie und der Disengagement-Theorie zusammen und schuf eine abgeschwächte neue Theorie, die sogenannte **„Compensatory Engagement Hypothesis"**. Seinen Überlegungen zufolge ist Zufriedenheit eine subjektive Empfindung, die sowohl durch die **freie Entscheidung zu Aktivität als auch zu Passivität** entstehen kann. Positives, erfolgreiches Altern ist das Resultat des Zufriedenseins mit dem gegenwärtigen und vergangenen Leben. Somit entspricht weder die gesellschaftlich erzwungene Passivität noch die hektische Suche nach immer neuen Aktivitäten einem realistischen Bild des Alterns.

2.3.6 Kognitive Theorie der Bonner Schule

Kognitiv

siehe Begriffsklärung auf S. 40

Die Theorie der Bonner Schule basiert vor allem auf der Entwicklungs- und Persönlichkeitspsychologie von H. Thomae. Alterungsprozesse verlaufen individuell und sind von persönlichen Variablen abhängig. Nicht die objektive Situation, sondern die **Wahrnehmung durch die Betroffenen (*kognitive* Repräsentanz)** bestimmt deren Erleben und Handeln. So ist Zufriedenheit im Alter nicht nur von den objektiven Gegebenheiten, sondern entscheidend von der subjektiven Wahrnehmung und Bewertung der Situation durch die Betroffenen und von deren jeweiligen Wert- und Zielvorstellungen abhängig.

Die Psychologin und Gerontologin U. Lehr und der Psychologe H. Thomae sehen in dieser Theorie Altern weniger vom Lebensalter als vielmehr von den Aufgaben her bestimmt, die ein Mensch im Laufe seines Lebens zu bewältigen hat. Die Bewältigung von Aufgaben trägt zur ständigen Weiterentwicklung des Menschen bei. **Entwicklung** ist eine **lebenslange Aufgabe** für den Menschen und nicht abhängig vom Lebensalter. Neben Umweltfaktoren spielen dabei auch Persönlichkeitsmerkmale des älteren Menschen eine besondere Rolle. Ein optimales Zusammenspiel aller Faktoren ermöglicht die Lösung sich immer neu stellender Konflikte. „Älterwerden bedeutet von der Geburt des Menschen an ein ständiges **Sich auseinander setzen** mit neuen Situationen, die eine **Umorientierung** erforderlich machen" (Krohn 1978; zit. n. Otto

Die Konfliktpsychologie besagt, dass eine Entwicklung dann gegeben sei, wenn Schwierigkeiten gemeistert werden, die vorher noch nicht zu bewältigen waren.

1994, S. 31). Der Begriff der Umorientierung ist in dieser Theorie von großer Bedeutung und wird als eine von Einzelnen immer wieder zu erbringende Anpassungsleistung an sich verändernde Situationen gefordert. Menschen, die diese Anpassungs- und Veränderungsfähigkeit nicht in genügendem Maße ausgebildet haben, werden im Prozess des Alterns Schwierigkeiten haben. Diese **Veränderungsfähigkeit** darf aber nicht nur von älteren Menschen gefordert werden, sondern muss ebenso an die soziokulturelle Umwelt gestellt werden. Für eine Anpassungsfähigkeit an neue Situationen sind auch entsprechende Rahmenbedingungen erforderlich. Mehr als der/die Einzelne selbst ist hier das soziale und politische Umfeld gefordert, die Bedingungen zu schaffen, dass auch alte Menschen sich im Rahmen ihrer Möglichkeiten an neue Situationen anpassen können. Alter wird dann erfolgreich gelebt, wenn der alte Mensch eine **harmonische Übereinstimmung** zwischen seinen Bedürfnissen und der Realität empfindet.

2.3.7 Theorie der freien Radikale

Denham Harman (1954) führt das Altern von Zellen auf den **Atmungsvorgang** zurück. Bei dieser lebensnotwendigen Tätigkeit entstehen vorübergehend **freie Radikale**, also **aggressive Sauerstoffverbindungen**, die Zellstrukturen, Eiweißmoleküle oder gar das Erbgut angreifen, schädigen und funktionslos machen können. Sind freie Radikale im Übermaß vorhanden, wird das Entstehen von Krankheiten wie Arteriosklerose, Herzinfarkt, Autoimmunprozesse, Krebs etc. begünstigt. Weiters wirken diese freien Radikale aber auch auf **vorzeitiges Altern**, da die körpereigenen Strukturen rascher zugrunde gehen. Auch Rosenmayr und Böhmer (2006, S. 27) bezeichnen diesen Mechanismus als wahrscheinlichste Ursache der Zellalterung. Es ist aber gleichzeitig anzuführen, dass freie Radikale auch einen positiven Effekt haben können. Wir finden sie in jeder Zelle als notwendigen Teil des normalen Stoffwechsels. So erzeugen manche Zellen des Immunsystems auch beabsichtigt und gezielt freie Radikale, um Bakterien und von Viren befallene Zellen zu vernichten. Sie stellen somit auch ein wichtiges Element der körpereigenen Abwehr dar.

Freie Radikale entstehen im ungesunden Übermaß bei erhöhter Kalorienzufuhr, fettreicher Ernährung, schweren Krankheiten, Operationen, Stress, übermäßigem Sport, durch Zigarettenrauch, Schlafmangel, Vergiftungen etc.

Als wichtige Antioxidantien des Menschen, die zum Zellschutz beitragen können, werden bei Behl (2004) zwar die Vitamine C und E angeführt, dennoch wird ihre Bedeutung in Hinsicht auf positive Wirksamkeit und Nutzen auf den Alterungsprozess in diversen Studien kontrovers diskutiert. Unumstritten ist aber, dass eine kalorische Reduktion bei der Nahrungsaufnahme den generellen oxidativen Stress und den damit verbundenen oxidativen Schaden reduziert, altersassoziierte Veränderungen verzögert und die maximale Lebensspanne verlängert (vgl. Behl 2004; zit. n. Ganten/Ruckpaul 2004, S. 76).

2.3.8 Telomere – Lebensfäden in den Zellen

Die Progerie ist eine Krankheit, die Jugendliche im Zeitraffer altern lässt; man vermutet einen Mangel an dem Enzym Telomerase.

Eine bahnbrechende Vorstellung zum Altern wurde 1973 an der Universität Hamilton in Ontario/Kanada entwickelt. Unsere Erbsubstanz ist auf sogenannten Chromosomen gespeichert. Wenn sich die Zellen teilen, werden diese Chromosomen an feinen Fäden, den Telomeren, auseinandergezogen. Telomere können als die Enden der doppelsträngigen DNS-Helices in jedem Chromosom verstanden werden werden. Sie haben die Aufgabe, die Auflösung der Helices zu verhindern (vgl. Rosenmayr/Böhmer 2006, S. 27). Bei jedem **Teilungsvorgang verkürzen** sich diese **Telomere**. Sie sind sprichwörtlich als **Lebensfaden** zu verstehen. Dieser scheint abgespult, sobald die letzte Telomereinheit verbraucht ist. 1984 entdeckten US-ForscherInnen ein interessantes **Enzym**, die **Telomerase**. Es füllt die abgenutzten Telomerenden wieder auf und spinnt quasi den Lebensfaden nach. Krebszellen sowie Ei- und Samenzellen sind in der Lage, das Enzym Telomerase zu produzieren und dadurch ihre Chromosomen-Enden immer wieder aufzufüllen. Dadurch bleiben diese Zellen ewig jugendlich. Wenn es gelänge, die Telomeraseproduktion in gesunden Körperzellen anzuregen, wären diese Zellen potenziell **unsterblich**. Im Reagenzglas funktioniert dieses Modell bereits. Damit ist die Telomerase zu einem der heißesten Kandidaten für einen Jungbrunnen geworden. Allerdings nutzen auch Tumorzellen diese Chance der Unsterblichkeit, indem sie die Telomeraseaktivität hochhalten. Die Telomerase ist also ein **janusköpfiges Enzym**: ein Jungbrunnen für gut- und bösartige Gewebe!

Vertiefung des Lernstoffes

Zusammenfassung

Hinsichtlich des Alterns und des Alters gibt es eine Reihe von theoretischen Überlegungen. Allen genannten Theorieansätzen gelingt es aber nicht, ein umfassendes und zufriedenstellendes Bild des Alters und Alterns darzustellen. Wenn (frei nach Karl Popper) die Theorie ein Netz ist, mit dem die Welt eingefangen werden soll, dann sind alle vorgestellten Alternstheorien zumindest löchrig. Natürlich ist auch der Anspruch, eine Theorie zu entwickeln, die die Gesamtheit aller Vorgänge und Auswirkungen des Alterns erklärt, unerfüllbar. Wenn das beobachtbare Phänomen Alter aber dennoch erforscht und beschrieben werden soll, so ist es sinnvoll, sich auf einzelne Faktoren zu beschränken. Sie werden dann dem Gesamtphänomen zwar nicht vollständig gerecht, können aber einen wertvollen Beitrag zu seiner Erklärung leisten.

Zum Üben

1. Welche Alterstheorien kennen Sie?
2. Was sind die zentralen Aussagen der Defizittheorie und der Aktivitätstheorie?
3. Was sind die Kernüberlegungen der Kognitiven Theorie und der Telomertheorie?
4. Was wissen Sie über die Theorie der Freien Radikale?

2.4 Alterspsychologie

Der betagte Mensch wird in der Klinischen Psychologie wie auch in der Psychotherapie in Österreich nach wie vor stiefmütterlich behandelt. Es mag daran liegen, dass die Gerontopsychologie in Österreich noch eine relativ junge wissenschaftliche Disziplin darstellt. Das Ansteigen der Lebenserwartung und die damit in Verbindung stehenden psychischen Auffälligkeiten und Erkrankungen im Alter fordern aber vermehrt eine psychologische Diskussion und wissenschaftliche Auseinandersetzung ein. Psychologie lässt sich definieren als Wissenschaft vom menschlichen Verhalten und Erleben und seiner inneren Begründung. Dieser Abschnitt setzt sich mit der Frage auseinander, wie sich ältere Menschen verhalten, wie sie Situationen und die Umwelt erleben und was die Gründe für diese Verhaltensweisen sind, wobei **Gedächtnis, Intelligenz, Lernfähigkeit und Entwicklung** des Menschen schwerpunktmäßig thematisiert werden. Grundsätzlich gilt die Annahme, dass es kein **typisches Verhalten älterer Menschen** gibt. Verhalten und Erleben eines Menschen werden nie allein durch die Anzahl der Lebensjahre bestimmt – und Entwicklung passiert nicht nur in jungen Jahren. Es ist jedoch die Meinung weit verbreitet, dass sich ältere Menschen durch bestimmte Eigenschaften und Einstellungen auszeichnen. Neben Antriebsmangel, Abnahme der Fühlfähigkeit, einer gewissen Gleichgültigkeit und Lustlosigkeit sollen ältere Menschen in ihren Sozialkontakten schwieriger sein. Die Erfahrungen im Pflegealltag zeigten den Autoren aber, dass man diese Aussagen nicht generalisieren kann.

Die Alterspsychologie wurde im Vergleich zur Kinder- und Jugendpsychologie erst spät (vor ca. dreißig Jahren) und in relativ schmalem Umfang ausgebaut. Wesentliche Gründe für diesen Umstand sind vor allem, dass es zunächst keine Motivation für die Forschung gab, ein bewusstes Verleugnen des Altwerdens vorherrschte und auch die psychologische Fachwelt überzeugt war, dass der Mensch mit ca. dreißig Jahren „fertig" und damit entwicklungslos, also für die Forschung uninteressant war.

Die Aufgaben des Gerontopsychologen, der sich im interdisziplinären Team einbringt, werden nach Gatterer (2002, S. 166 ff.) mit folgenden Tätigkeitsfeldern beschrieben:

- Psychometrische Diagnostik (kognitive Leistungsfähigkeit, Persönlichkeit, Verhalten, Selbstständigkeit)
- Klinisch-psychologische Behandlung, wie z. B. kognitive Trainingsprogramme
- Psychotherapie (Gesprächstherapie, Verhaltenstherapie, Soziotherapie,...)
- Beratung und Betreuung von Angehörigen bzw. Angehörigengruppen
- Grundlagen- und angewandte Forschung

Kognitiv, Kognition
Ausdruck für jeden Vorgang, durch den der Mensch Kenntnis von einem Objekt erhält oder sich seiner Umwelt bewusst wird. Zur Kognition zählen Wahrnehmung, Erkennen, Vorstellen, Urteilen, Gedächtnis, Lernen, Denken, oft auch Sprache (vgl. Arnold/Eysenck/Meili 1980).

Die ersten theoretischen Modelle des Alterns gingen davon aus, dass **zunehmende Einbußen und Verluste** die Lernfähigkeit und Intelligenz im Alter bestimmen. Ihnen lag die Annahme eines universellen und generellen Abbaus der *kognitiven* Leistungsfähigkeit zugrunde. Diese Einbußen und Verluste wurden nicht nur für die geistige Leistungsfähigkeit angenommen, sondern auch für die Flexibilität in der Auseinandersetzung mit den Anforderungen des Alltags. In Studien konnte festgestellt werden, dass ein **Nachlassen kognitiver Aktivität** ein **Nachlassen kognitiver Fähigkeiten** im Bereich des Gedächtnisses bewirkt. Bei älteren Menschen, die sich nicht geistig fit halten, sind ein Abbau der Denkfähigkeit, Störungen im Denkverlauf, herabgesetzte Reaktionsgeschwindigkeit, geringere Anregbarkeit, beschränkte Sachleistung und nachlassende Lernfähigkeit festzustellen (vgl. Lehr/Thomae; zit. n. Kruse 2002, S. 62 ff.). Nach Hultsch et al. (1999) weisen ältere Menschen, die geistig herausfordernden Tätigkeiten nachgehen, nur in geringerem Maße geistige Einbußen auf.

Als Konsequenz für den pflegerischen Alltag bedeutet dies, dass übermäßige Betreuung und Fürsorge, auch im Fall einer pflegerischen Hilfestellung, wenn Potenziale und Ressourcen für Selbstständigkeit und Selbstpflege vorhanden sind, ein sogenanntes „**Überpflegen**", nachgewiesenermaßen nur schadet und zur zunehmenden Unselbstständigkeit und Abhängigkeit beiträgt.

Hultsch et al. (1999) haben z. B. nachgewiesen, dass es **keinen nur altersbedingten Abfall der geistigen Leistungsfähigkeit** gibt. Lediglich in manchen Bereichen der Intelligenz zeigt sich mit zunehmendem Alter eine Minderleistung, z. B., wenn es darum geht, schnell eine neue Situation aufzufassen oder gewisse Fakten schnell zu kombinieren; in anderen Bereichen jedoch fand man bis ins hohe Alter hinein eine Zunahme von geistigen Fähigkeiten.

Betrachtet man menschliches Verhalten als auch von der psychischen Entwicklung in der Kindheit beeinflusst, so dürfte Eric Erikson einer der ersten PsychologInnen gewesen sein, der menschliche Entwicklung nicht mit dem Erreichen des Erwachsenenalters als abgeschlossen betrachtete, sondern **Veränderungen, Aufgaben und Konflikte des Menschen bis ins hohe Alter** beschrieb. Daher können Erleben, Verhalten, Einstellungen und Denken des älteren Menschen auch mit gelungener und nicht gelungener Konfliktbewältigung in Beziehung gebracht werden.

2.4.1 Biochemische und morphologische Veränderungen des alternden Gehirns

In morphologischer Hinsicht kommt es zu einer Verringerung der Dichte des **Parenchyms**, zu Veränderungen an den **Nervenzellen**, den Fortsätzen, Synapsen und Neurofibrillen, zu Veränderungen an der **Neuroglia** und an der **Blut-Hirn-Schranke**. Nach dem 40. Lebensjahr verliert das Gehirn ca. 10–15 % an Masse. Aus neurochemischer Sicht ist der Alterungsprozess gekennzeichnet durch eine Verminderung des **glykolytischen Umsatzes**, welcher eine verminderte **cholinerge Aktivität** zur Folge hat. Beim normalen Altern liegt diese Veränderung jedoch im Bereich der Anpassungsfähigkeit bzw. der funktionellen Reservekapazität des Gehirns. Die normal altersbedingten morphologischen und biochemischen Veränderungen stehen somit nicht unbedingt mit klinischen Symptomen im Zusammenhang. Verläuft der Alterungsprozess des Gehirns langsam, sind weniger Parameter, z. B. die Durchblutung des Gehirns, beeinträchtigt, umso besser passt sich in diesem Fall der alternde Mensch an seine neuen Lebensbedingungen an (vgl. Hinterhuber/Fleischhacker 1997, S. 24–25).

Einbußen in dieser Hinsicht führen dazu, dass die Kapazität des *Arbeitsgedächtnisses* abnimmt, die Geschwindigkeit der **Informationsverarbeitung** zurückgeht und die **Kontrolle des Lernvorganges** durch Aufmerksamkeit verringert ist (vgl. Fleischmann 1989; Kruse/Lehr 1989; Weinert 1995; zit. n. Kruse/Lehr 1996, S. 29).

Arbeitsgedächtnis
Gedächtnisbereich, in dem Lerninhalte bearbeitet und verschlüsselt werden, bevor sie im Langzeitgedächtnis gespeichert werden

2.4.2 Lernen, Gedächtnis und Intelligenz

Für Angehörige und direkt Betroffene stellt sich bei einem Nachlassen der Gedächtnisleistung und Lernfähigkeit die Frage, ob es sich um eine altersentsprechende Veränderung im Gehirn und der zuständigen Nervenzellen handelt oder ob pathologische Veränderungen im Sinne einer beginnenden Demenz vorliegen. AltersforscherInnen versuchen, diesen Fragen auf den Grund zu gehen, wobei dies insofern schwierig ist, da zum einen die Gedächtnisfunktion nicht von anderen Funktionen (wie z. B. Aufmerksamkeit, Konzentration, Interesse, Motivation usw.) isoliert beurteilt werden kann. Zum anderen können demenzielle Veränderungen, die sich über viele Jahre hinziehen, ohne signifikante Verhaltensauffälligkeiten vor sich gehen, wobei das Ausmaß der pathologischen Veränderung erst so richtig postmortem nachgewiesen werden kann. Im höheren Erwachsenenalter ergibt sich somit hinsichtlich der *Lern-* und *Gedächtnisleistungen* ein unklares Bild. Einerseits ist bei den meisten älteren Menschen neben einer anhaltenden Leistungstüchtigkeit die Fähigkeit zu beobachten, neue Lern- und Gedächtnisstrategien zu erwerben, andererseits wird die Leistungskapazität des Gedächtnisses geringer, weil die **Einbußen** in neurophysiologischen Funktionen und Prozessen mit steigendem Alter zunehmen. Über 10 Milliarden Ganglienzellen und 500 Billionen Synapsen regeln den gesamten Informationsfluss in unserem Gehirn. Nur mit ihrer Hilfe ist geordnetes Denken und Erkennen, Lernen und Erinnern möglich. Mithilfe der Gedächtnis- und Lernleistung kann der Mensch sich den oft stark wechselnden **Umweltgegebenheiten anpassen** oder auch gewisse Umweltbedingungen entsprechend den eigenen Bedürfnissen **umgestalten**. Das Gedächtnis dient dabei vorwiegend der Speicherung von Informationen, um diese im Bedarfsfall zur Verfügung zu haben. Lernen bewirkt

Lernen
Veränderung des Verhaltens aufgrund von Erfahrungen

Gedächtnis
Fähigkeit, Informationen zu speichern, zu behalten und zu reproduzieren.
Aus neurophysiologischer Sicht galt und gilt immer noch der Hippocampus als eine der Hirnstrukturen, die in besonderem Maße an der Bildung von Gedächtnisspuren beteiligt ist, wobei mittlerweile bekannt ist, dass auch andere Hirnstrukturen an der Bildung von Gedächtnisinhalten beteiligt sind (vgl. Pritzel/Brand/Markowitsch 2009, S. 406 ff.).

eine mehr oder weniger dauerhafte Veränderung des Verhaltens. Unser Gedächtnis besteht aus zwei Komponenten: der Fähigkeit, Wahrnehmungen und Empfindungen zu speichern (Merkfähigkeit), und der Fähigkeit, diese wieder zurückzurufen (Erinnerung). Im praktischen Alltag sind diese beiden Komponenten aber nicht voneinander zu trennen.

Gedächtnisstörung
Beeinträchtigung der Fähigkeit, sich Wahrnehmungen und Empfindungen zu merken und sich später daran zu erinnern

Um *Gedächtnisstörungen* des älteren Menschen differenzieren zu können, ist es notwendig, sich zu überlegen, wie Gedächtnisinhalte verarbeitet werden. Gedächtnisstörungen können die Merkfähigkeit, das Kurz- und das Langzeitgedächtnis betreffen. Bei einer Merkfähigkeitsstörung hat man bereits nach wenigen Minuten Neues vergessen. Eine Störung des Kurzzeitgedächtnisses zeigt sich darin, dass man Neues nur für einige Minuten bis Stunden behalten kann. Eine Langzeitgedächtnisstörung besteht, wenn man sich nicht mehr an Ereignisse erinnern kann, die Monate bis Jahre zurückliegen (vgl. Schramm/Vieten 2001, S. 272).

Eine mögliche Einteilung des Gedächtnissystems ist die nach der **Informationsverarbeitung**. Nach Kors und Seunke (2001) verläuft diese in drei Phasen:

- Die erste Phase, die **Eingabe**, umfasst die Aufnahme und das Festhalten von Informationen. Dieser Vorgang wird durch **Interesse, Aufmerksamkeit, Stimmung, Fitness und die Bedeutung des Wahrgenommenen** beeinflusst. Störungen äußern sich darin, dass neue Informationen nicht mehr gut festgehalten werden können, während alte Gedächtnisinhalte noch zugänglich sind. Ein älterer Mensch mit Störungen der Eingabe weiß anfänglich, dass er vergesslich wird. Die **Eingabestörung** ist keine Kurzzeitgedächtnisstörung, sondern eine **Lernstörung**. Es wird schwierig, Neues zu lernen. Ist das Kurzzeitgedächtnis gestört, gehen Informationen verloren, die bereits aufgenommen wurden.
- Die **Speicherung** ist die zweite Phase. Die aufgenommenen Informationen müssen so abgelegt werden, dass sie bei Bedarf wieder abrufbar sind. Wie lange die Informationen erinnert werden, hängt von der Eingabe und den damit in Verbindung stehenden Faktoren ab. **Wahrnehmungsreize**, die einen **starken Eindruck** hinterlassen, bleiben lebenslang gespeichert. Wahrnehmungsreize, die nicht interessant sind, kosten sehr viel Energie. Der Wiederholung kommt dabei eine enorme Bedeutung zu. Speicherungsstörungen treten oft erst dann auf, wenn die Eingabe gestört ist. Die zuletzt gespeicherten Informationen gehen zuerst verloren. Das Kurzzeit- und das Neugedächtnis lassen also zuerst nach, erst später folgen das Langzeit- und das Altgedächtnis.
- Der **Abruf** bildet die letzte Phase der Verarbeitung von Gedächtnisinhalten. Das Hervorholen des abgespeicherten Materials ist normalerweise einfach. Bestimmte Details können eine **ganze Erinnerungskette** auslösen. Andererseits fällt uns oft nichts ein. Wir haben den

Ort vergessen, an dem die Information gespeichert ist. Es kommt vor, dass ältere Menschen Informationen nicht abrufen können, obwohl die Eingabe noch intakt ist und die Daten noch gespeichert sind. Dieser Zustand wird als **amnestisches Syndrom** bezeichnet. Gedächtnislücken werden oft mit „erfundenen Geschichten“, sogenannten *Konfabulationen*, aufgefüllt (vgl. Kors/Seunke 2001, S. 112 ff.).

Konfabulationen

aus dem lateinischen *fabula* = Geschichte, sind Pseudoerinnerungen; die Gedächtnislücke wird mit einem spontanen Einfall ausgefüllt, und dieser wird für eine echte Erinnerung gehalten.

Eine weitere bekannte inhaltliche Differenzierung des Gedächtnisses ist die nach Squire (1987), welche zwischen deklarativen und nondeklarativen Inhalten unterscheidet. Das deklarative Gedächtnis wird demnach in ein episodisches und in ein Wissens- bzw. Faktengedächtnis unterteilt. Das episodische Gedächtnis umfasst das „Erinnern“ im eigentlichen Sinne („remembering“). Es beinhaltet das autobiografische Gedächtnis und bezieht sich auf inhaltlich, räumlich und zeitlich konkrete Erlebnisse und Schicksale mit Bezug auf das „Selbst“ jedes einzelnen Menschen. In diesen Gedächtnisinhalten sind zeitliche, räumliche und inhaltliche Kontexte verbunden, daher werden diese Inhalte des Gedächtnisses in der Literatur auch als „Kontextgedächtnis“ bezeichnet. Im episodischen Gedächtnis findet sich auch das Quellengedächtnis („source memory“), d. h., dort sind Wissenselemente encodiert, wann, wo, wie und von wem man etwas erfahren oder gelernt hat. Im Faktengedächtnis werden Wissenselemente („knowing“) mit personen-, orts-, zeit- und kontextunabhängigen Tatsachen encodiert. Ein weiteres Element des deklarativen Gedächtnisses ist das Bekanntheits- oder Vertrautheitsgedächtnis („familiarity memory“). Es verhilft uns zum Urteil, ob uns ein bestimmtes Objekt oder ein bestimmtes Geschehen bekannt bzw. vertraut ist oder nicht.

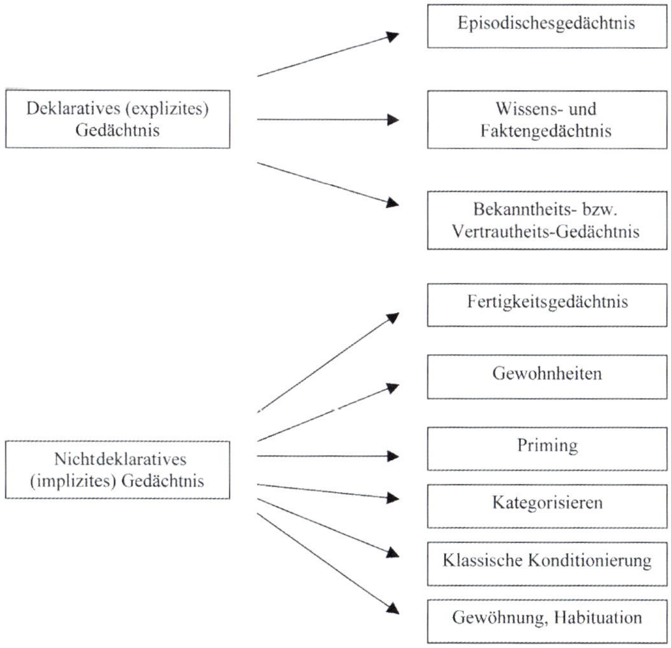

Abbildung 2.1
Deklaratives (explizites) und nichtdeklaratives (implizites) Gedächtnis

Das nichtdeklarative Gedächtnis umfasst Fertigkeiten, Gewohnheiten, Priming, Kategorisieren, klassische Konditionierung, nichtassoziatives Lernen (Gewöhnung, Habituation). Wir kennen unsere Fertigkeiten für gewöhnlich, wissen aber keine Details darüber. Bewusstsein beim Ausführen kann sogar störend sein, wenn ich nachdenken muss, wie ich meine Finger beim Gitarrenspielen halten muss, damit ein Akkord gespielt werden kann. Sensorische Wahrnehmungen werden in geläufige Kategorien klassifiziert, dies passiert meist automatisiert und ohne Nachdenken. Priming (bessere Wiedererkennungsleistung von zuvor unbewusst Wahrgenommenem aufgrund von perzeptuellen Fragmenten) und die meisten Vorgänge, die auf klassischer Konditionierung beruhen, laufen meist völlig unbewusst ab. Wir wissen nicht, warum wir etwas können oder warum wir etwas tun, weil uns der Lernvorgang nicht bewusst ist. Gewohnheiten entstehen aus einer Art von instrumenteller Konditionierung, lassen sich aus anfänglich vielfach wiederholten Handlungen begründen und werden dann zur Routine (vgl. Baer/Connors/Paradiso 2009, S. 25 ff.; Pritzel/Brand/Markowitsch 2009, S. 414 ff.; Roth 2003, S. 154 ff.).

Intelligenz

zusammengesetzte Fähigkeit, richtig und weitgehend zu abstrahieren, zu kombinieren, zu transformieren und zu implizieren

Kristallisierte Intelligenz

erfahrungs- und wissensgebundene Intelligenz

Fluide Intelligenz

Fähigkeit und Fertigkeit zur Lösung neuartiger kognitiver Probleme

Die zentrale theoretische Grundlage empirischer Studien zur Intelligenzentwicklung im Lebenslauf bildet die Differenzierung der *Intelligenz* in **kristallisierte und flüssige Intelligenz**. Die *kristallisierte Intelligenz* wird auch als erfahrungs- und wissensgebundene Intelligenz bezeichnet. Wegen der hohen alltagspraktischen Bedeutung, die diese Wissensinhalte und Wissenssysteme besitzen, wird diese Intelligenzform auch als **„Pragmatik der Intelligenz"** bezeichnet. Die *fluide Intelligenz* wird auch **„Mechanik der Intelligenz"** genannt, da sie grundlegende Prozesse der Informationsverarbeitung und des Problemlösens beinhaltet. Zahlreiche Untersuchungen zur Intelligenzentwicklung zeigen, dass die Entwicklung in diesen beiden Intelligenzkomponenten verschiedenartig verläuft. In der fluiden (flüssigen) Intelligenz sind bereits ab dem Erwachsenenalter erste Einbußen zu erkennen, die mit steigendem Alter zunehmen. Das Ausmaß der Einbußen und Verluste ist jedoch von Person zu Person verschieden, da sie einerseits vom Gesundheitszustand, andererseits vom Grad der geistigen Aktivität sowohl in früheren Jahren als auch in der Gegenwart abhängig sind. Einbußen und Verluste in den kognitiven Basisprozessen können durch entsprechendes **Training** verringert werden. Dies weist auf die auch im Alter gegebene Formbarkeit des Nervensystems hin.

Die kristallisierte Intelligenz zeichnet sich durch ein höheres Maß an Stabilität aus. Während im mittleren und hohen Erwachsenenalter Erfahrungen ausgebaut und Wissenssysteme weiterentwickelt werden, kann die „Pragmatik der Intelligenz" in diesem Lebensabschnitt sogar noch weiter zunehmen (vgl. Kruse/Lehr 1996, S. 5/24 ff.).

2.4.3 Interindividuelle Unterschiede in der Lern- und Gedächtnisleistung älterer Menschen

Durch neurophysiologische Veränderungen ergeben sich zwar spezifische Lern- und Gedächtnisprobleme, dennoch zeigen viele ältere Menschen gute Lern- und Gedächtnisleistungen. Nach Knopf et al. (1990) ist dies darauf zurückzuführen, dass sie im Verlauf ihres Lebens in bestimmten Bereichen eine **umfassende Wissensgrundlage** erworben haben. Insbesondere dann, wenn sie in diesen Bereichen zudem noch effektive Lernstrategien entwickelt haben, zeigen sie mitunter sogar bessere Leistungen als jüngere Menschen.

Über das bereichsspezifische Wissen kann man ältere Menschen reaktivieren. Das soll als Stimulus und Motivation für Alltagsaktivitäten verwendet werden (vgl. Lantermann 1976; zit. n. Saup 1993, S. 26 ff.).

Die Qualität der Lern- und Gedächtnisleistungen älterer Menschen hängt somit weitgehend davon ab, wie intensiv, effektiv und umfassend sie in früheren Jahren gelernt haben. Eine besondere Bedeutung kommt dabei aber den **Anregungen und Anforderungen** aus ihrem aktuellen Umfeld sowie ihrer Lernbereitschaft zu.

Da **organische Fehlfunktionen** auch auf Prozesse des Gehirns wirken können, ist zu bedenken, dass z. B. Herz-Kreislauf-Erkrankungen, Nierenerkrankungen, Lebererkrankungen, Stoffwechselerkrankungen etc. die Leistungsfähigkeit des Gehirns **negativ** beeinflussen.

Lernaktivitäten wirken anregend auf zentralnervöse Prozesse und können damit Einbußen in den kognitiven Ressourcen erkennbar verringern. Ein **mittleres Aktivierungsniveau** wirkt sich **positiv** auf die Mitarbeit der älteren Menschen aus (vgl. Lawton 1982; zit. n. Saup 1993, S. 31 ff.).

Lern- und Gedächtnisprobleme:

- Abnahme der Geschwindigkeit, mit der Informationen bearbeitet und verschlüsselt werden
- Abnahme der Anzahl von Informationen, die in einem bestimmten Zeitraum gelernt werden können
- höhere Störanfälligkeit beim Lernen
- Schwierigkeiten, das Gelernte im Gedächtnis zu behalten

(vgl. Kruse/Lehr 1996, S. 5/29)

Zudem fördert **Lernen** im höheren Erwachsenenalter die Nutzung bestehender sowie den Erwerb neuer Lernstrategien, wodurch Einbußen im Arbeitsgedächtnis eher kompensiert werden können. Es gibt Lernaufgaben, die älteren Menschen größere Probleme bereiten, und solche, die ihnen kaum Schwierigkeiten machen. Dazu zählen Aufgaben, die nicht unter Zeitdruck bearbeitet werden müssen, die vertraut sind, die eher erfahrungs- und wissensabhängig sind, die klar gegliedert und gut strukturiert sind, bei denen die Aufmerksamkeit nicht geteilt werden muss, bei denen Inhalte erkannt werden müssen und deren Struktur den Gebrauch komplexer Lernstrategien erfordert.

Eine ausreichende **kognitive Kompetenz** im Alter ermöglicht es den Betagten, ein **selbstverantwortliches Leben** zu führen (also z. B. den Alltag nach eigenen Zielen und Interessen zu gestalten), ein **selbstständiges Leben** zu führen (also die verschiedenen Aktivitäten des täglichen Lebens selbstständig auszuführen), und trägt dazu bei, auch in Grenzsituationen eine tragfähige Lebensperspektive aufrechtzuerhalten. Diese Fähigkeiten stehen auch im Zusammenhang mit den Anregungen und Anforderungen der sozialen und räumlichen Umwelt. Denn es ist auch von großer Bedeutung, inwieweit die Umwelt die Erhaltung dieser Fähigkeiten stützt oder möglicherweise erschwert (vgl. Kruse/Lehr 1996, S. 5/30).

2.4.4 Die Lebensgeschichte als Hilfsmittel zum besseren Verständnis des Verhaltens

Entwicklung ist gleichbedeutend mit einer Reihe von **Veränderungen im inneren und äußeren Verhalten** des Menschen. Nach Eric Erikson erlebt der Mensch zeitlebens Auseinandersetzungen mit sogenannten **Kernkonflikten**. Die von ihm beschriebenen Kernkonflikte haben ihre „Hoch- bzw. Reifezeit" in einem bestimmten Lebensalter bzw. Lebensabschnitt, jedoch können diese Konflikte auch zu bestimmten Situationen und Zeiten immer wieder in abgewandelter Intensität und mit neuen Erkenntnissen durchlebt werden. Erikson stellte in den „acht Phasen des Menschen" das Leben in „Kernkonflikten" dar, die bewältigt werden müssen, wenn der Mensch sich gesund und gelingend entwickeln soll. Die **Konfrontation** mit diesen Kernkonflikten zwischen „positiven" und „negativen" Gefühlen bringt **neue Ich-Qualitäten**, wachsende menschliche Stärken, wobei „alle negativen Gefühle durch das ganze Leben hindurch die dynamischen Gegenstücke der ‚positiven' sind und bleiben. Sie erfahren aber Umgestaltungen und Veränderungen. Unsere Lebenskraft und unser Weltbild wird davon geprägt" (Erikson 1992, S. 241 ff.).

Man darf die Lehre vom achtstufigen Lebenszyklus nach Erikson nicht zu wörtlich nehmen. Sie kann aber für das Pflegepersonal eine **Orientierungshilfe** und ein mögliches **Instrument** sein, um die älteren Menschen mit ihren unterschiedlichen Verhaltensmustern **besser zu verstehen**. Das Wissen um den Einfluss von durchlebten Konflikten und um die bei gelingender oder nicht gelingender Konfliktbewältigung resultierenden Gefühle unterstützt das empathische Bemühen, ermöglicht eine akzeptierende Haltung und fördert die emotionale Wertschätzung.

Tabelle 2.1

Acht Phasen des Lebens – Kernkonflikte

(vgl. Bayer 1983, S. 90–91; Erikson 1966, S. 150–151)

Kernkonflikte	**Positive Gefühle**	**Negative Gefühle/ psychische Störung**
Urvertrauen vs. Urmisstrauen „Ich bin, was man mir gibt" vs. „Ich bin ohne Halt"	Gefühl von Vertrauen; Gefühl von Ich-Identität	Gefühl des Verlassenseins; Angst zu verhungern *emotionelle Verwahrlosung; Sucht; Psychose*
Autonomie vs. Scham und Zweifel „Ich bin, was ich will" vs. „Ich bin wertlos"	Gefühl von Selbstbestimmung, Gefühl von Selbstständigkeit; Gefühl von Selbstentfaltung; Gefühl von Selbstkontrolle	Gefühl eigener Wertlosigkeit; Angst vor der Unzulänglichkeit und vor drohender Schande *Zwangsneurose (abnormes Besitz- und Zwangsverhalten)*

Kernkonflikte	Positive Gefühle	Negative Gefühle/ psychische Störung
Initiative vs. Schuldgefühle „Ich bin, was ich mir zu sein vorstelle“ vs. „Ich bin schlecht“	Gefühl für Aktivität; Gefühl für Zielstrebigkeit	Gefühl, nicht liebenswert zu sein; Angst vor Strafe; Schuldgefühle; Ausweichtendenz *Hysterie*
Leistung vs. Minderwertigkeitsgefühl „Ich bin, was ich lerne“ vs. „Ich bin unfähig“	Gefühl für Werksinn; Gefühl für Aufgaben und Handfertigkeiten; Freude an Körperfunktionen	Angst vor Unfähigkeit; Zweifel an eigenen Fähigkeiten; Angst vor Unkenntnis *Entwicklung zum/zur AußenseiterIn*
Identität vs. Identitätsverlust“ „Ich weiß, wer ich bin“ vs. „Ich verliere mein Selbst“	positive Ich-Werte: Gefühl der Gleichheit; Gefühl der Kontinuität; Gefühl der Einheitlichkeit	Angst, bei der Meisterung neuer und widersprüchlicher Triebregungen zu versagen; Gefühl, die Welt sei nicht gut genug *Identitätsstörung*
Intimität vs. Isolierung „Ich nehme aktiv am Leben teil“ vs. „Ich entziehe mich den Lebensaufgaben“	Gefühl, sich gefunden zu haben; Fähigkeit, sich an andere zu wenden und Beziehungen aufzubauen	Angst vor Spontaneität, vor Beziehungen zu anderen; Gefühl, im Leben nur eine Rolle zu spielen; Gefühl der Unzulänglichkeit; Vermeidung von Konkurrenz und Kooperation
Generativität vs. Stagnation „Ich weiß, wozu ich da bin ...“ vs. „Ich fühle den Fluss der Entwicklung versanden ...“	Gefühl, gebraucht zu werden; Gefühl, für die Stiftung und Erziehung der nächsten Generation verantwortlich zu sein; Interesse an Produktivität und Schöpfertum	Angst vor Übernahme von Autorität; Gefühl, unkonstruktiv zu sein; Gefühl, das Leben vergeudet zu haben: Persönlichkeitsverarmung; Stehenbleiben in der Entwicklung
Ich-Integrität vs. Verzweiflung „Ich nehme mein Leben als das eigene an“ vs. „Ich trage meines Lebens ganze Last“	Gefühl der Sicherheit des Ichs; Gefühl der Sinnerfülltheit; Gefühl der Verbundenheit mit den Ordnungen ferner Zeiten und Strebungen	Angst vor dem Tod; Gefühl der Resignation, Abscheu, Zynismus; Übernahme pessimistischer Vorurteile hinsichtlich des Alterns; Lebensekel

Vertiefung des Lernstoffes

Zusammenfassung

Im Alter treten Einschränkungen im körperlichen Bereich eher in den Vordergrund, wobei sich aber gerade in psychologischer Hinsicht auch Stärken und Potenziale zeigen. Dabei ist an die Erfahrungen zu denken, über die ältere Menschen verfügen.

Weiters erbringen Ältere auch sehr gute Leistungen in Bereichen der Intelligenz, des Lernens und Gedächtnisses. In den Intelligenzdimensionen (kristallisierte und fluide Intelligenz) sind differenzierte Verläufe im Altern erkennbar. In der kristallinen Intelligenz (die Erfahrungen, Wissen und vertraute kognitive Strategien umfasst) finden sich nur geringfügige oder keine Verluste im Altern. Die fluide Intelligenz weist hingegen Verluste auf. Diese zeigen sich in der Geschwindigkeit der Informationsverarbeitung, der Anpassung an neuartige kognitive Probleme, der Erinnerung an kurzfristig Gelerntes, der Konzentration und Aufmerksamkeit. Bereichsspezifisches Wissen, neurophysiologische Einbußen und Einfluss von Krankheit können die Gedächtnis- und Lernleistung beeinflussen. Lernaufgaben, die nicht unter Zeitdruck erfüllt werden müssen, die strukturiert und vertraut sind, bereiten älteren Menschen kaum Schwierigkeiten. Individuelle Unterschiede in der kognitiven Leistungsfähigkeit hängen vor allem von Faktoren wie Bildungsstand, beruflichem Training, Lebensstil, sensorischer und kognitiver Anregung durch die Umwelt, Gesundheitszustand und Selbstbild ab.

Das lebenslange Training kognitiver Fertigkeiten ist eine sehr gute Voraussetzung dafür, dass man ein selbstverantwortliches, selbstständiges und zuversichtliches Leben führen kann, wobei dem Grad der kognitiven Aktivität, vor allem im Sinne der Beschäftigung mit neuartigen kognitiven Problemen und einer entsprechend fördernden Umwelt, hohe Bedeutung zukommt (vgl. Kruse 1999, S. 332).

Die Konfrontation mit Kernkonflikten zwischen „positiven" und „negativen" Gefühlen bringt neue Ich-Qualitäten und wachsende menschliche Stärken, wobei „alle negativen Gefühle durch das ganze Leben hindurch die dynamischen Gegenstücke der ‚positiven' sind und bleiben. Sie erfahren aber Umgestaltungen und Veränderungen. Unsere Lebenskraft und unser Weltbild wird davon geprägt" (Erikson 1992).

Zum Üben

1. Welche Veränderungen im Alter hinsichtlich Gedächtnis, Lernfähigkeit und Intelligenz kennen Sie? Welche Auswirkungen haben sie für die Praxis?
2. Wie kann man Alterserscheinungen vorbeugen?
3. Welche Kernkonflikte nach Eric Erikson kennen Sie und welche Auswirkungen auf die Pflegepraxis können Sie davon ableiten?
4. Wie kann das Gedächtnis inhaltlich differenziert werden?

2.5 Gesundes Altern

Ein Wunschbild der Menschheit, das auch in vielen Darstellungen, Sagen und Märchen immer wieder auftaucht, ist der Traum von der ewigen Jugend. Aber alt zu werden und dabei jung zu bleiben, ist dem Menschen nicht gegeben. Der Mensch altert vom Tag der Geburt an. Das Leben unterliegt einem **vorgegebenen biologischen Ablauf**, der unterschiedliche Abschnitte aufweist. Kindheit, Jugend, Lebensmitte und Alter reihen sich aneinander. Das Altern ist dabei eher ein Abnutzungsprozess, aber sicher keine Krankheit. Es ist vielmehr die Vollendung, das Schlusslied des Lebens.

Es ist für uns Menschen unausweichlich, dass wir alle einmal sterben, niemand stirbt jedoch am Alter an sich. Es ist eine Tatsache, dass im Alter die Zahl der Erkrankungen zunimmt. Sind es in der Lebensspanne zwischen 65 und 69 Jahren 9 % der Bevölkerung, die sieben oder mehr körperliche Beeinträchtigungen aufweisen, so liegt der Prozentanteil bei den über 80-Jährigen bereits bei über 30 %. Daher sterben wir alle an Krankheiten. Eine Beschäftigung mit der **Prävention von Krankheiten** im höheren Alter ist von großer Bedeutung. Die Vermeidung von Alterspflegebedürftigkeit sowie die Gesundheitsförderung, *Prävention* und **Rehabilitation** für Ältere wird mehr und mehr zu einem wichtigen gesamtgesellschaftlichen Anliegen und vordergründiges Ziel der Alterspolitik (vgl. Böhmer 2006, S. 94 ff.).

Prävention
aus dem lateinischen *praevenire* = zuvorkommen; die Verhinderung eines gesundheitlichen Schadens durch gezielte Maßnahmen

Gesundheitsförderung und Prävention im Alter verfolgen nach Kruse (2007) die Erhaltung einer aktiven, selbstständigen Lebensführung, die Erhaltung körperlicher und geistiger Leistungsfähigkeit, die Vermeidung von körperlichen und psychischen Erkrankungen und die Aufrechterhaltung eines angemessenen Systems der Unterstützung (vgl. Kruse 2007; zit. n. Hurrelmann/Klotz/Haisch 2007, S. 82).

Ein gezieltes strategisches Vorgehen im Sinne pflegerischer Prävention stellt der **„präventive Hausbesuch"** dar. Diese Besuche dienen zur Früherkennung von Risikofaktoren und Erkrankungen, zur frühzeitigen Intervention bei bestehenden Risikofaktoren und Erkrankungen sowie zur gezielten gesundheitserzieherischen Beratung bei Lebensstil, Lebenslage und Wohnumfeld, mit dem Ziel, Erkrankungen, Probleme als Folge von

Erkrankungen und Unfälle zu vermeiden und Selbstständigkeit im Alter so lange wie möglich zu erhalten (vgl. Brieskorn-Zinke 2007, S. 118 ff.).

Alte Menschen sind keine homogene Gruppe. Nach Brauchbar und Heer (1995) ist **Altern** vielmehr ein sehr variabler, **individueller Prozess**. Die Vermeidung von Erkrankungen, eine Reduktion der aus Krankheiten resultierenden Behinderungen und die Vermeidung von Unfällen können insbesondere durch nachfolgende Aspekte günstig beeinflusst werden:

2.5.1 Ernährung

„Der Mensch ist, was er isst!" (Alte Volksweisheit)

Noch nie wusste eine Gesellschaft mehr über die Nachteile schlechter Ernährung wie die derzeitige. Aber: Ernähren wir uns mehrheitlich richtig? Eine gesunde, hochwertige und schadstoffarme Ernährung, die vornehmlich hinsichtlich der Menge reduziert ist, soll sich günstig auf das Alter auswirken, insbesondere aber zur Vermeidung von Krankheiten beitragen. Da der Energiebedarf allgemein mit den Jahren abnimmt, sollte die Ernährung **fettarm, leicht verdaulich** und mit einem ausgewogenen Anteil an **Vitaminen, Spurenelementen und Mineralien** versehen sein. Schon Erasmus von Rotterdam betonte: Mäßig im Essen und Trinken sein und aufs Land gehen – dann habe man mit den ÄrztInnen nichts zu tun. Die Nahrung, die wir täglich zu uns nehmen, beeinflusst unsere Gesundheit und Aktivität, unsere Abwehr und die Alterungsprozesse. Es lohnt sich daher, ein besonderes Augenmerk auf unsere Ernährung zu legen – und dies ganz besonders schon in jungen Jahren. Denn was wir heute essen, hinterlässt erst morgen seine Spuren.

Wichtig ist es, dass die zugeführte Energie auch verarbeitet wird. Die Einstellung, dass man sich das Essen verdienen muss, mag hierfür unter gewissen Umständen sogar die richtige sein.

Verliert ein älterer Mensch mehr als 5 % im Monat oder 10 % in drei Monaten an Gewicht, so lässt dies einen dringenden Verdacht auf eine Mangelernährung im Alter zu (vgl. Andreae et al. 2001, S. 30).

2.5.2 Körperliche und geistige Aktivität

Gehirn und Nervensystem zeigen mit fortschreitendem Lebensalter sehr auffällige **Funktionseinschränkungen**. Die Masse des Gehirns nimmt mit dem Alter etwas ab. Wenn man seine geistigen Fähigkeiten nicht trainiert, gehen diese verloren. Durch **gezieltes Training** kann die **geistige Kompetenz** bis ins hohe Alter erhalten bleiben. Zufriedenstellende geistige Aktivität wirkt sich positiv auf die Lebenszufriedenheit und somit auf die persönlichen Rahmenbedingungen für ein langes Leben aus. **Gedankenhygiene** trägt zum gesunden Altern bei. Es geht dabei nicht um Gehirnakrobatik (Intelligenztests etc.), sondern darum, sich mit positiven Gedanken und Gefühlen zu beschäftigen, darum, **aktiv am Leben teilzunehmen**, und um die Bereitschaft, **neue Herausforderungen anzunehmen** und sich nicht vor Neuem zu drücken. Hultsch et al. verwei-

„So wie wir körperlich aktiv bleiben müssen, müssen wir in unseren späten Jahren auch unseren Geist beschäftigen, um in Form zu bleiben. Wer rastet, der rostet – das ist ein psychisches, nicht nur ein körperliches Phänomen." (Rowe/Kahn 1998, S. 63–64)

sen darauf, dass ein hohes Maß an kognitiver Aktivität im Alter die Gedächtnisfunktionen positiv beeinflusst. Falls ältere Menschen kognitiv herausfordernden Tätigkeiten nachgehen, weisen sie nur in geringerem Maße kognitive Einbußen auf (vgl. Hultsch et al. 1999).

Regelmäßige körperliche Aktivität hat dieselben Auswirkungen. Hippokrates zufolge sollen Organe, die nicht gebraucht werden, schneller altern und erkranken. Kontinuierliches körperliches Training ermöglicht ein Alter in Gesundheit, Leistungsfähigkeit und Freude. Weiters reduziert sich durch Fitness das Risiko von Stürzen, Knochenbrüchen und funktionellen Behinderungen. Das **Bewegungs- und Körpertraining** im höheren Alter sollte sich vor allem auf die Kompetenz im Alltag auswirken. Studien (vgl. Caspersen et al. 1994; McAuley/Rudolf 1995) über die Bedeutung von körperlicher Aktivität konnten zeigen, dass Personen, die sich regelmäßig sportlich betätigen (spazieren gehen, Gartenarbeit verrichten etc.) ein statistisch bedeutsam vermindertes Risiko für Krebskrankheiten haben. Ergebnisse einer Untersuchung von Pfaffenberger et al. (1986, 1993) belegen, dass ein aktiver Lebensstil die Gefahr von chronischen Erkrankungen und die Mortalität senken kann. Des Weiteren konnte auf der Grundlage der vorliegenden Studien belegt werden, dass körperliche Aktivität bis ins hohe Alter positive Auswirkungen auf die funktionale Organkapazität hat.

Dosierter Sport kann bei geringem Kostenaufwand Krankheiten vorbeugen und sogar manches Leiden heilen.

2.5.3 Soziale Integration und soziale Vernetzung

Die Art und Weise sowie der Umfang des **Eingebundenseins in die Gesellschaft** haben einen wesentlichen Einfluss auf die psychische Situation und erfolgreiches Altern insgesamt (vgl. Stosberg 1992). Die sozialen Strukturen haben sich in den letzten Jahren bzw. Jahrzehnten erheblich verändert. Soziale Integration erfolgt heute vornehmlich über räumlich weiter ausgedehnte und eher lose verknüpfte Netzwerke. Damit sind auch die individuellen Handlungsspielräume bei der Gestaltung dieser Netzwerke größer geworden. Dadurch ist nach Simmel (1908) einerseits ein Leben mit größerer individueller Wahlfreiheit verbunden, es besteht aber auch die Gefahr einer Verhaltensunsicherheit aufgrund von Orientierungsproblemen, die mit Identitätskrisen einhergehen können. Mit zunehmendem Alter nimmt die Zahl der Kontaktmöglichkeiten und damit auch die der tatsächlichen sozialen Kontakte außerhalb der Familie tendenziell ab. Gerade für diese Zeit ist es wichtig, dass der familiäre Kontakt nicht verloren geht. Soziale Beziehungen in der eigenen Familie tragen zu erfolgreichem Altern und zur Lebenszufriedenheit bei (vgl. Lehr 1975). Somit stellt eine **ausreichende soziale Vernetzung** eine grundlegende Voraussetzung für gelingendes Altern dar. Eine Studie von Umberson et al. (1996) belegt weiters, dass eine höhere soziale Integration und ein höheres Ausmaß an Unterstützungsleistungen durch Freunde und Bekannte depressive Verstimmungen im Alter vermindert.

Eine Lebensgemeinschaft oder Ehe wirkt sich stabilisierend auf die Psyche aus und fördert eine positive Lebenseinstellung (vgl. Heufelder/Bieger 2001, S. 39).

2.5.4 Lebenseinstellung und Verarbeitungsmuster

Die Ergebnisse einer groß angelegten Studie der Duke University (USA) zeigen, dass

- eine nützliche und mit Zufriedenheit erfüllte Rolle in der Gesellschaft,
- eine positive Einstellung zum Leben und
- eine entsprechende finanzielle Absicherung

wichtige Faktoren für eine Verlängerung der Lebenszeit sind (vgl. Brauchbar/Heer 1995, S. 159 f.).

Die Fähigkeit, mit Frustrationen fertig zu werden, Emotionen zu zügeln und mit den Mitmenschen auszukommen, also die emotionale Intelligenz, ist neben dem IQ ebenso wichtig, um mit dem eigenen Leben zufrieden zu sein (vgl. Meryn 2002, S. 86).

Nach Heufelder und Bieger kann die Lebenseinstellung des Menschen den Alterungsprozess zu zwei Drittel beeinflussen. Auch wenn man nicht alle Aspekte, die unter dem Gesichtspunkt „Lebensweise" subsumiert werden, optimieren kann, wirken sich bereits geringe Veränderungen beträchtlich auf das Wohlbefinden und die Lebensqualität aus. So haben Menschen mit einem hohen **Verantwortungsgefühl** und großem **Pflichtbewusstsein** ein vermindertes Suchtverhalten. Auch **Ausgeglichenheit**, **Humor** und **Stressvermeidung** sollen sich positiv auf ein längeres Leben auswirken (vgl. Heufelder/Bieger 2001, S. 39–45).

Nach Pargament ziehen Menschen, die Religion und Glauben vertieft in ihr Leben aufgenommen haben, den größten Nutzen daraus für ihren Bewältigungsprozess (vgl. Pargament 1997, S. 301; zit. n. Lamprecht 2003, S. 235). Als hilfreiche Formen der Bewältigung erwähnt er Wahrnehmung von **geistlicher Unterstützung** („spiritual support") und Führung durch Gott in Zeiten der Not. Die tragende Gottesbeziehung beinhaltet das „Gefühl einer positiven Abhängigkeit und Geborgenheit", die das Selbstwertgefühl stärkt und nicht schwächt (vgl. Bierlein 1994, S. 82). Lamprecht (2003, S. 235) unterstreicht diese Tatsache, indem sie durch ihre Studie belegt, dass das „Getragensein durch eine heilsame Gottesbeziehung" als protektiver Faktor bei der Bewältigung von Krisen im Vordergrund steht. Bereits Selye (1974) hob den Aspekt der „Anlehnung an das Starke" als stressreduzierenden Faktor hervor. Menschen können durch einen hohen Grad an erfahrener geistlicher Unterstützung auch hochgradige Stresssituationen bei gutem Befinden bewältigen (vgl. Maton 1989).

Ein weiterer Faktor bei der Bewältigung von schwierigen Situationen stellt die **soziale Unterstützung** durch Menschen dar. Aus der Unterstützungsforschung ist bekannt, dass die wahrgenommene emotionale Unterstützung eine salutogene Wirkung hat (vgl. Sarason et al. 1990).

Obwohl grundsätzlich davon ausgegangen werden kann, dass mit dem Älterwerden eine Zunahme an Erfahrung, Wissen, Kompetenzen und Respekt verbunden ist, treten parallel dazu auch negative Eigenschaften auf, die auf physische und kognitive Defizite, Bewegungseinschränkung, finanzielle Sorgen, fehlende gesellschaftliche Integration und mehrdimensionale Abhängigkeit zurückgeführt werden können.

Fehlerhafte Verarbeitungsmuster frühzeitig zu erkennen sowie rechtzeitig **psychoedukative und psychotherapeutische Maßnahmen** zu ergreifen, kann nach Hinterhuber und Fleischhacker (1997) auch den Alterungsprozess hinauszögern. Ältere Menschen entwickeln unterschiedliche Formen der Verarbeitung, die sich mitunter negativ auswirken:

- Das Denken und die Interessen älterer Menschen engen sich auf den eigenen Körper und dessen Funktionen ein, was sich in einer zunehmenden **Ich-Bezogenheit** äußert.
- **Verlusterlebnisse** und das **Gefühl von Minderwertigkeit** verursachen eine schwermütige Stimmungslage, aus der heraus geringe Körpersymptome als gravierend empfunden werden.
- Gleichzeitig erlebt man in der Praxis auch, dass **Erkrankungen verleugnet** und verdrängt werden.
- Eine weitere typische Form der Verarbeitung ist das **regressive Verhalten**. Dies äußert sich in einem Verlust an Eigen- und Selbstständigkeit, verbunden mit einem Appell an die Hilfe anderer. Ein derartiges Verhalten kann durch überprotektive, entmündigende Mechanismen familiärer und institutioneller Umgebung gefördert werden (vgl. Hinterhuber/Haring 1997; zit. n. Hinterhuber/ Fleischhacker 1997, S. 24).

Vertiefung des Lernstoffes

Zusammenfassung

Der medizinische Fortschritt hat sein Mögliches dazu beigetragen, dass die Menschen älter werden. Aber Altern wird besonders durch präventive Aspekte, wie gesunde Ernährung, körperliche und soziale Aktivität, Lebenseinstellung und Verarbeitungsmuster, beeinflusst. Prävention umfasst neben Maßnahmen zur Erhaltung der Gesundheit und zur Verhütung von Erkrankungen (= primäre Prävention) auch Maßnahmen, die das Fortschreiten von Erkrankungen verhindern sollen (= sekundäre Prävention). Weiters ist der tertiären Prävention, die der Verhütung von Rückfällen bei Krankheiten und von Zweiterkrankungen dient, besonderes Augenmerk zu schenken.

Es ist zu einer Umbewertung und Neubewertung des Alterns gekommen. Folgende Auffassungen charakterisieren diese Umwertung:

- Alte Menschen sind keine homogene Gruppe. Altern ist vielmehr ein sehr variabler, individueller Prozess.
- Alte Menschen sind zwar insgesamt eine gesundheitlich, psychisch, sozial und ökonomisch gefährdete Risikogruppe; aber das kalendarische Alter ist kein Maß für soziale Isolierung. Rückzug, unaufhaltsamer geistig-körperlicher Abbau und Einkommensschwäche – diese Stereotypen gelten nicht.

- Bedeutsam ist dagegen die Tatsache „der individuellen Plastizität“ oder Formbarkeit des Alters. Die Gesellschaft und jede/r Einzelne haben großen Einfluss darauf, wie das Altern vonstatten geht.

Zum Üben

1. Welche Aspekte können Sie anführen, die gesundes Altern fördern?
2. Welche Auswirkungen haben Lebenseinstellung und Verarbeitungsmuster auf das Altern?
3. Erläutern Sie den Begriff „präventiver Hausbesuch“.
4. Was verstehen Sie unter primärer, sekundärer und tertiärer Prävention?

3 Geriatrie

Lernziel

Nach dem Studium dieses Kapitels sollten Sie ...

... körperliche und psychische Veränderungen, die mit zunehmendem Alter auftreten, beschreiben und begründen können.

... Multimorbidität, Chronizität und atypische Verläufe als geriatrisches Phänomen verstehen und mögliche Auswirkungen auf die Betroffenen und ihr soziales Umfeld ableiten und erklären können.

... die veränderte Wirkung der Medikamente auf Körper und Psyche alter Menschen kennen.

... die einzelnen Bereiche des geriatrischen Assessments benennen können und um die Bedeutung des Assessments Bescheid wissen.

... Risikofaktoren, Ursachen und Folgen von Stürzen kennen und prophylaktische Maßnahmen ableiten können.

3.1 Funktionelle Einschränkungen durch körperliche Veränderungen

Alterungsprozesse bewirken funktionelle Organveränderungen und beeinflussen dadurch das menschliche Dasein.

3.1.1 Sensorische Funktionsbeeinträchtigungen und damit verbundene Altersabweichungen

Beeinträchtigte Sehfähigkeit

Bei fast allen Menschen kommt es zwischen dem 45. und dem 50. Lebensalter zu mehreren strukturellen Veränderungen des Auges, die mit einer Verminderung des Sehvermögens einhergehen. Es kommt zu einer **Atrophie des Ciliarmuskels**, die Pupillen reagieren langsamer auf einen Wechsel der Lichtverhältnisse. Die **Durchlässigkeit der Iris** nimmt ab. Die Linse wird in ihrem Zentrum dichter und etwas gelblich, die Elastizität lässt nach. Diese Strukturveränderungen können sowohl das Ausmaß des Lichteinfalls auf die Retina reduzieren als auch die *Refraktärfähigkeit* des Auges beeinflussen.

Refraktärfähigkeit
Brechkraft des Auges

Andere altersbedingte Veränderungen des Auges betreffen die **Retina** selbst. Diese beginnen sich zwischen dem 50. und 60. Lebensjahr zu zeigen. Derartige Veränderungen äußern sich dann in einer **Verminderung des Sehfelds** und der **Anpassung an Dunkelheit**. Solche Veränderungen des Auges werden als normal beurteilt. Als krankhaft angesehen wird dagegen der *Altersstar*, bei dem es sich um eine Trübung der Augenlinse handelt (diese kann operativ entfernt werden und die hierdurch bedingte Verminderung der Gesamtbrechkraft des Auges kann durch ein „Starglas" wieder ausgeglichen werden).

Katarakt (Grauer Star)
altersbedingte Linsentrübung

Diese strukturellen Veränderungen des Auges führen zu einer Reihe von funktionellen Veränderungen des Sehvermögens. So kann es beispielsweise zu folgenden Veränderungen des Sehens im mittleren und höheren Erwachsenenalter kommen:

- Verminderung der Sehschärfe/Einengung des Gesichtsfelds
- vermehrter Lichtbedarf/nachlassende Akkomodationsbreite
- schlechtere Anpassung an grelles Licht und höhere Blendempfindlichkeit/verzögerte Dunkelanpassung
- verminderte Tiefenwahrnehmung und schlechtere Farbwahrnehmung
- längere Dauer, bis ein Objekt scharf wahrgenommen wird

Diese visuellen Veränderungen dürfen aber nicht mit einer generellen Einschränkung der Wahrnehmungsfähigkeit gleichgesetzt werden. Kommt es nicht zu einer gravierenden Verminderung des normalen Sehvermögens, wird dieses Defizit im Alltag meist recht gut kompensiert.

Eingeschränkte Hörfähigkeit

Hören ist eine weitere wichtige sensorische Funktion, die – sofern sie in Mitleidenschaft gezogen wird – zu **Kommunikationsproblemen**, zu **sozialer Isolation** und zu **Einsamkeit** im Alter beitragen kann. So kommt es zu einer Verminderung der Hörfähigkeit vor allem in den **höheren Frequenzbereichen**. Durch ein Absterben der für die höheren Frequenzen zuständigen Hörzellen ergibt sich eine allmähliche Einschränkung der oberen Hörgrenze; diese altersbedingte Veränderung der Hörfähigkeit wird *Presbyakusis* genannt. Höhere Frequenzbereiche spielen aber im Gespräch und in der alltäglichen Unterhaltung nicht unbedingt eine entscheidende Rolle. Vielmehr findet die sprachliche Kommunikation im Allgemeinen in mittleren Frequenzbereichen statt.

Presbyakusis
Altersschwerhörigkeit

Da die alltägliche Kommunikation darüber hinaus auch nonverbale Elemente enthält, können sprachliche Elemente, die man nicht versteht, auch erraten werden. Insofern scheint diese Beeinträchtigung des Hörvermögens relativ **gut kompensierbar**. Altersbedingte Leistungseinbußen beim Hören, die das normale altersbedingte Ausmaß übersteigen, scheinen weniger gut kompensierbar. Beispielsweise kann die Verfestigung der Steigbügelfußplatte im ovalen Fenster zum Innenohr zu einer **Altersschwerhörigkeit** oder **Alterstaubheit** führen.

Verminderte taktile Sensitivität

Obgleich der Tastsinn eines Menschen im Allgemeinen keine bedeutsame Rolle bei der Bewältigung von Anforderungen des Alltags haben dürfte, kann er dazu beitragen, beispielsweise die **Oberflächenbeschaffenheit** eines Gegenstandes zu erkunden oder zu beurteilen. Eine Verminderung der taktilen Sensitivität scheint nicht das Resultat einer altersbedingten Veränderung zu sein, sondern eher die Folge einer Gefäßerkrankung. Durch eine **Abnahme der Druckwahrnehmung** steigt auch die **Dekubitusgefährdung**.

3.1.2 Funktionsbeeinträchtigung durch veränderte motorische Fähigkeiten

Schwierigkeiten beim Gehen und altersbedingte Mobilitätsveränderungen

Die Gehfähigkeit und körperliche Mobilität ist für ältere Menschen unverzichtbar, um **selbstständig leben und wohnen** zu können. Nur wer körperlich mobil ist, kann selbst einkaufen gehen, Spaziergänge machen, zu Fuß die städtische Umwelt oder eine Landschaft erkunden und Sozialkontakte pflegen. Deshalb ist es besonders wichtig, dass die Gehfähigkeit und die körperliche Mobilität im Alter möglichst lange aufrechterhalten werden können. Mit dem Älterwerden ergibt sich eine Reihe von **körperlichen Veränderungen**: Die **Muskelkräfte** werden geringer, wobei funktionelles Gewebe in der Regel durch unfunktionelles Gewebe ersetzt wird. Der damit verbundene Kraftverlust ist nicht bei allen Muskeln gleich. Lässt die Muskelkraft der Fußhebermuskeln nach, wird das **Stolpern** über die Fußspitze begünstigt. Die **Knorpelschicht** der Gelenke wird dünner, sie verliert ihre Glätte an stark belasteten Stellen und entzündet sich auch bei kleinen Beanspruchungen. Als Folge leiden ältere Menschen an einer **Arthrose** (häufig eine *Coxarthrose*). Die Beweglichkeit des Gelenksystems ist dabei sehr beeinträchtigt. Mit höherem Alter werden die **Knochen poröser** und instabiler, was sich auch in einem Elastizitätsverlust der Wirbelsäule zeigt. Frauen sind aufgrund der starken Abnahme der Geschlechtshormone nach den Wechseljahren stärker von **Osteoporose** betroffen als Männer. Bewegungsmangel und unzureichende Kalziumzufuhr zwischen dem 30. und 60. Lebensjahr verstärken die Osteoporose im Alter. Trotz der Tendenz zu einer

Coxarthrose
Arthrose im Hüftgelenk

Verminderung der physischen Leistungen bestehen aber sehr große individuelle Unterschiede hinsichtlich der motorischen Fähigkeiten.

Veränderungen der sensomotorischen Fertigkeiten

Bei vielen Anforderungen des Alltagslebens ist es nötig, dass nach der **sensorischen Erfassung einer Situation** rasch eine **Antwort des motorischen Systems** folgt. Ein Sturz beim Treppensteigen ist eine der Hauptursachen für Unfälle älterer Menschen im häuslichen Bereich, wobei die meisten Stürze auf der obersten Treppenstufe geschehen. Es scheint, dass beim ersten Schritt die Treppe hinunter die Person wohl ihre Bewegungen aufmerksam verfolgt und den Bewegungsablauf kontrolliert, aber die Wahrnehmung von Treppenstufen und die Ausführung der entsprechenden Handlungen nicht so richtig aufeinander abgestimmt sind. Die Ursache liegt in einer Abnahme der *Propriozeption*; die Balancefähigkeit, etwa beim Überwinden kleiner Hindernisse am Boden, leidet. Eine Abnahme der **Temperaturwahrnehmung** kann vornehmlich in der kühleren Jahreszeit zu einer **Unterkühlung** führen. Es kommt nicht selten vor, dass ältere Menschen nicht entsprechend gekleidet die Wohnung verlassen.

Propriozeption
Wahrnehmung und Kontrolle der aktuellen Lage/Position des Körpers im Raum

3.1.3 Überblick über sonstige funktionelle und strukturelle Organveränderungen

Bedeutende funktionelle und strukturelle Organveränderungen, die sich im Alterungsprozess ergeben, können der nachfolgenden Tabelle entnommen werden:

Tabelle 3.1
Strukturelle und funktionelle Organveränderungen im Alter im Vergleich zu 30-Jährigen
(vgl. Sloane 1992; zit. n. Geisler 2002, S. 505)

Organ/Organsystem	Prozentuale Abnahme	Auswirkung
Gehirngewicht	44 %	sinkende Hirnleistung
maximale Pulsfrequenz	25 %	verminderte körperliche Leistungsfähigkeit
HZV (Herzzeitvolumen) in Ruhe	30 %	verminderte körperliche Leistungsfähigkeit
maximale O_2-Aufnahme des Blutes	60 %	verminderte körperliche Leistungsfähigkeit
Lungenfunktion	44 %	verminderte körperliche Leistungsfähigkeit
Nierenfunktion	31 %	verminderte Medikamentenausscheidung
Knochen-Mineralgehalt Frauen Männer	 30 % 15 %	Osteoporose, Frakturgefährdung
Grundumsatz	16 %	Übergewicht

3.1.4 Mit den funktionellen Einschränkungen richtig umgehen

- **Seh- und Höreinschränkungen** können durch das Tragen von Brillen und Hörgeräten, eine reduzierte Akkomodationsfähigkeit durch das Tragen einer Lesebrille beseitigt werden. Bei schlechterer Dunkelanpassung empfiehlt es sich, von Abendausgängen Abstand zu nehmen. Bei einer Reduzierung des Gesichtsfelds ist es sinnvoll, das räumliche Umfeld entsprechend zu gestalten.
- Bei **Konzentrationsschwäche** hilft es, öfters Pause zu machen.
- Bei **Verhaltensdefiziten** können das Vermitteln von Copingstrategien, *Reattributionsübungen* und auch rechtzeitige Information (Broschüren) über zu erwartende Probleme helfen.

Reattributionsübungen
Übungen, die dazu dienen, die Ursachen bestimmter Verhaltensweisen bewusst zu machen, um so ein der jeweiligen Situation besser angepasstes Verhalten zu ermöglichen

- Bei **motorischen Defiziten** können entsprechende Bewegungsübungen und ggf. auch Stützgeräte (Stock, Prothese etc.) die Probleme stabilisieren und Verhaltensänderungen fördern.
- **Einsamkeit und Isolation** in Alten- und Pflegeheimen kann durch einen Kiosk, durch Gemeinschaftsspiele (z. B. Spielmaterial auf Spieltischen), durch Ausflüge etc. beseitigt werden. Auch gilt es, den Sozialkontakt unter den älteren Menschen zu fördern.
- **Andere Kompensationsbemühungen** betreffen eher die Planung von spezifischen Einrichtungen, wie z. B. betreutes Wohnen, altengerechte Heime, behindertengerechte Privatwohnungen, Gestaltung von Badezimmer, Treppen und Handläufen – mit dem Ziel, die Eigenständigkeit und Selbstständigkeit der alten Menschen so weit wie möglich zu erhalten.

Vertiefung des Lernstoffes

Zusammenfassung

Alterungsprozesse betreffen den gesamten Körper, die Sinnesorgane, das Skelett- und Muskelsystem, das Herz-Kreislauf-System, die Atmungsorgane, die Verdauungs- und Ausscheidungsorgane, das Hormon- und Immunsystem etc. Durch den Alterungsprozess werden die Unabhängigkeit und die Lebensqualität in individuell unterschiedlichem Maße beeinträchtigt. Die Geschwindigkeit und das Fortschreiten der Alterungsprozesse werden durch die moderne Medizin und die heutige Pflege um Jahre hinausgeschoben, aber mitunter um den Preis einer deutlichen Minderung der Lebensqualität. Die Funktionsbeeinträchtigungen können in einem begrenzten Ausmaß durch Ausgleichsleistungen kompensiert werden.

Zum Üben

1. Welche körperlichen Veränderungen treten beim Alterungsprozess auf?
2. Wie zeigen sich diese Veränderungen in sensorischer und motorischer Hinsicht?
3. Welche Schwierigkeiten treten häufig bei sensomotorischen Defiziten auf?

3.2 Psychische Veränderungen im Alter

Psychische Störungen treten im Alter häufiger auf als in jüngeren Jahren. Eine Gegenüberstellung ausgewählter Querschnittstudien zeigt, dass die *Prävalenz* psychischer Erkrankungen bei über 65-Jährigen bei ungefähr 25 % liegt (Bickel 2003). In Alten- und Pflegeheimen kommt es häufiger zum Auftreten von psychischen Erkrankungen. Nach Hirsch und Kastner (2004) liegt die Zahl psychisch gestörter älterer Menschen in stationären Langzeiteinrichtungen bei bis zu 80 %.

Prävalenz
Anzahl von Krankheitsfällen in einer Population zu einem bestimmten Zeitpunkt (z. B. Zeitpunkt der Durchführung einer Studie)

3.2.1 Unsicherheit und Hilflosigkeit durch subjektiven Kontrollverlust

In einer definierten Situation Handlungsalternativen zu haben, führt nach Lantermann zu einer verbesserten Umweltkompetenz älterer Menschen (vgl. Lantermann 1976; zit. n. Saup 1989, S. 27).

Die mangelnde Kontrolle über das, was geschieht, wird nach Nitsch (1981) als zentrales Merkmal für die Stressentstehung dargestellt. Nichtkontrollierbare Situationen können nach der Depressionstheorie von Seligmann (1979) zur Ausbildung eines **subjektiven Kontrollverlustes**, zu Hilflosigkeit und zu depressiven Reaktionen beitragen. Mangelnde Beeinflussbarkeit, mangelnde Wahlmöglichkeiten, mangelnde Vorhersehbarkeit und mangelnder Handlungsspielraum sind die Signale einer eingeschränkten Umweltkontrolle. Der Soziologe Goffman (1961) charakterisiert Settings mit derartigen Merkmalen als **„totale Institution“**. Das betrifft besonders alte Menschen in Heimen. Derartige reglementierende Merkmale der Heimsituation können bei BewohnerInnen zu einer Einschränkung der psychischen Gesundheit führen. Eine **Erhöhung der Umweltkontrolle** bei Alten- und PflegeheimbewohnerInnen hat andererseits positive Konsequenzen auf die Psyche dieser älteren Menschen (vgl. Saup 1993, S. 88).

3.2.2 Verwirrtheit

Die Verwirrtheit ist ein sehr variables Symptombild mit einer *Orientierungsstörung*, *Denkstörungen*, Gedächtnisstörungen und einer *Aufmerksamkeitsstörung*. Vielfach werden bei verwirrten betagten Menschen auch **psychomotorische** Störungen und **affektive Störungen** diagnostiziert. Das Auftreten der Verwirrtheit kann viele Ursachen haben. Es ist wichtig, die Lebensgeschichte der älteren Menschen zu kennen, um die

Orientierungsstörung
Desorientierung; eingeschränkte Fähigkeit, sich zeitlich, örtlich, situativ und zur eigenen Person zurechtzufinden

Denkstörung
Sie zeigt sich z. B. in einem fehlerhaften Denkablauf, wobei Bedeutungen und Beziehungen nicht mehr hergestellt werden können. Denkstörungen lassen sich in formale und inhaltliche Denkstörungen einteilen.

Aufmerksamkeitsstörung
verminderte Fähigkeit, sich einem bestimmten Abschnitt der Gesamtwahrnehmung oder des Gesamterlebens zuzuwenden

Biografie

Lebenssituation, Bildungsstand, sozioökonomischer Hintergrund, kulturelle und religiöse Orientierung, Sozialisation und Entwicklung, Gewohnheiten und Selbstverständlichkeiten

Entstehung der Verwirrtheit zu verstehen. So sind ältere Menschen in ihrer *Biografie* durch viele Verluste und Kränkungen individuell sehr unterschiedlich überfordert und reagieren auf die hohen Anforderungen der Umwelt mit Verwirrtheit. Als Ursachen können nach Grond (1994) Erkrankungen, Verlust von Selbstständigkeit, Identitätsverlust, Kontrollverlust, Reglementierung, Verlust des sozialen Netzes, Verlust materieller Sicherheit und Verlust der vertrauten Umgebung angeführt werden. Weitere mögliche Auslöser einer Verwirrtheit können aber auch Arzneimittelnebenwirkungen und/oder Narkosen sein.

Kernaussage

Akute Verwirrtheitszustände dürfen auf keinen Fall bagatellisiert werden. Eine Abklärung der Ursache, die laufende Überwachung und kontinuierliche pflegerische Betreuung sind erforderlich. Mangelnde Zusammenarbeit, Ausreißversuche, Unruhe und Aggression können in den meisten Fällen bewältigt werden, wenn in der Pflege die Grundsätze der Validation nach Feil (2002) berücksichtigt und eine therapeutische Haltung nach Rogers (1991) eingenommen wird. In Einzelfällen kann aber dennoch eine Zwangsbehandlung notwendig sein.

3.2.3 Agitiertheit (Unruhe)

Agitation

aus dem lateinischen *agitare* = erregen; körperliche und/oder seelische Unruhe

Agitation und Unruhezustände können bei dementen und nichtdementen KlientInnen, bei AlkoholikerInnen, bei psychisch erkrankten Betagten, bei Menschen mit chronischen Schlafstörungen etc. vorkommen. Die nachfolgende Tabelle soll weitere mögliche Ursachen für Agitiertheit aufzeigen.

Tabelle 3.2
Mögliche Ursachen und Maßnahmen bei Unruhe
(zit. n. Hafner/Meier 2005, S. 80)

Ursächliches Problem	Klinische Hinweise und Abklärungen
Schmerzen	- Generalisierte oder lokalisierte Arthrosen? - Arterielle Verschlusskrankheit (PAVK)? - Koronare Herzkrankheit (KHK)? - Magen-Darm-Krankheit (Ulkus, Reflux, Malignom)? Maßnahme: Abklärung, evtl. Therapieversuch einleiten
Atemnot	- COLD (obstruktive Lungenerkrankung)? - KHK (Brustengegefühl und Atemnot)? - Herzinsuffizienz (Anstrengungsdyspnoe)? Maßnahme: Abklärung, evtl. Therapieversuch einleiten
Exsikkose	- sehr geringe Trinkmengen, trockene Schleimhäute - orthostatische Hypotonie (Kollapszustände) - Diuretika-Therapie - Fehlender Lichtreflex an der Pharynx-(Rachen)-Hinterwand Maßnahme: Trinkmenge erhöhen; NaCl 0,9-%-Infusionen

Ursächliches Problem	Klinische Hinweise und Abklärungen
Harnwegsinfekt	- Neu aufgetretene Inkontinenz (vor allem nachts)? - Häufigeres Wasserlassen (Pollakisurie)? - Stinkender, trüber Urin? Maßnahme: Urinuntersuchung (Sensicult®) durchführen
Harnverhaltung	- Starke psychomotorische Unruhe? - Prall gespannter Unterbauch? - „Ballon“ palpabel oberhalb der Symphyse (Harnblase)? Maßnahme: Einmal-Katheterisierung durchführen
Koprostase	- Obstipation (Verstopfung) und Koprostase bekannt? - Bauchschmerzen? - Perianales Hautproblem, Analekzem (um den Anus herum)? Maßnahme: manuelle Ausräumung (Ampulla recti prall gefüllt), Laxantien
Medikamenten-überdosierung	- Fest verordnete Medikation (nach Art, Anzahl, Dosis, Dauer) und Reservemedikation überprüfen! - Antiparkinsonmittel? Psychopharmaka? Maßnahme: Dosisreduktion oder Absetzversuche veranlassen
Paranoia und Angst	- Bekannte Diagnosen? - Liegen Sinnestäuschungen vor (Halluzinationen)? - Sind seelische Traumata eingetreten (z. B. Trennung)? Maßnahme: Gespräch, Abklärung
Umgebungseinflüsse	- Veränderungen im Wohnbereich (psychosozialer Stress)? - Probleme im Beziehungsbereich (Angehörige)? - Interaktionen mit Personal oder MitpatientInnen? Maßnahme: Beziehungsfeld der PatientInnen erforschen

Validierende Pflege

Wer validiert, geht mit in die Welt des zeitlich/örtlich Desorientierten, geht sozusagen in den Schuhen des/der Betroffenen. Damit die Validation gelingt, sind nach Feil drei Schritte wichtig: Sammeln von ausreichenden Informationen aus der Biografie des/der Betroffenen, Bestimmung des Stadiums der Desorientierung und regelmäßiger Besuch des/der Betroffenen bei gleichzeitiger Anwendung von Validationstechniken (vgl. Feil 2002, S. 62 ff.).

Kernaussage

Pflegende und BetreuerInnen in Heimen sollten die Ursachen auffälliger Agitiertheit klären, dokumentieren und daraus Pflegehandlungen ableiten. Beispiele für zu klärende Fragen sind: Wann, wie oft und in welcher Situation tritt die Unruhe auf? Wohin und wie weit läuft der oder die Betroffene weg? Auch die geringfügigeren Anzeichen von Agitiertheit sind zu beschreiben. Unruhe mit Verwirrtheit, ängstliche Unruhe, depressive Agitiertheit, dranghafte Anspannung; Gefühl, verfolgt zu werden; Schlaflosigkeit, Übellaunigkeit, Einsamkeit oder Kontaktsuche sind nur einige nähere Beschreibungen von Unruhezuständen. Die Erfassung ursächlicher Zusammenhänge, eine *validierende Pflege* nach Feil (2002) und eine *therapeutische Haltung* nach C. Rogers können Agitiertheit reduzieren, die durch Desorientierung im Rahmen einer Demenz bedingt ist.

Therapeutische Haltung nach Rogers

Diese Haltung ist charakterisiert durch Authentizität und Transparenz, durch warmes Akzeptieren und Schätzen des/der Betroffenen als eigenständiges Individuum und durch Einfühlung als Fähigkeit, den/die Betroffene/n und seine/ihre Welt mit seinen/ihren Augen zu sehen (vgl. Rogers 1991, S. 51 ff.).

3.2.4 Aggression

„Aggressionen sind Verhaltensweisen, die in der mehr oder weniger bewussten Absicht geschehen, ein Objekt zu verletzen – im Falle sozialer

Aggression einen Menschen, seinen Ruf, seinen Körper, sein Bewusstsein, seine Integrität" (Neihardt 1974, S. 15). Es gibt sehr viele Ansichten darüber, wo *Aggression* herrührt und was man unter Aggression alles verstehen kann. Nach Freud tritt Aggression nicht „von selbst" auf, sondern kann auch als **Reaktion auf Hindernisse und Frustrationen** erklärt werden. Nach Adler wird der Aggressionstrieb wesentlich durch das „dem Menschen angeborene **Gemeinschaftsgefühl**" reguliert. Ein gestörtes Gemeinschaftsgefühl ist in ursächlichem Zusammenhang mit **Beziehungsfehlern**, wie z. B. Härte und Strenge, zu sehen. Manche betagte Menschen reagieren auf Ängste, Ärger und Frustrationen, die durch eine Behinderung, eine Erkrankung oder ein **verständnisloses Umfeld** (Bevormundung, Entmündigung, Ohnmacht, Kränkungen) in ihnen entstehen, mit Aggression gegenüber anderen, z. B. den Pflegenden. Diese Verschiebung von Gefühlen auf andere entlastet die Kranken und bringt für sie zunächst einen Gewinn: Der innere Konflikt wird dadurch vermieden, dass er auf eine äußere Ebene verschoben wird.

Aggression
aus dem lateinischen *aggredere* = herangehen, angreifen; Angriffsverhalten des Menschen

Kernaussage

Betreuungs- und Pflegepersonen, die mit aggressiven älteren Menschen arbeiten müssen, sollten die Möglichkeit von regelmäßigen Teamgesprächen und Supervision zum Erfahrungsaustausch, zur Stationsrotation und kollegiale Hilfe zur Entlastung nützen. Schulungen und Fortbildungen über den Umgang mit aggressiven KlientInnen können auch helfen, schwierige Pflegesituationen besser zu bewältigen. Die Klärung der Frage nach dem „Warum" kann zu einer verständnisvolleren und einfühlsameren Pflegebeziehung beitragen. Empathie, positive Wertschätzung und Akzeptanz sind nach Carl Rogers elementare Eigenschaften, die helfen, ein gelingendes soziales Umfeld zu schaffen.

3.2.5 Regression

Bei der Problem- und Krankheitsverarbeitung werden typische Abwehrmechanismen und **Bewältigungsstrategien** herangezogen. Die Reaktionen unterscheiden sich je nach Alter, Geschlecht, sozialen oder kulturellen Erfahrungen, wobei die Absicht dahinter in der Wiederherstellung des psychischen Gleichgewichtes liegt. Bei älteren Menschen kommt es sehr häufig vor, dass regressiver **Rückzug** als Mittel der Bewältigung eingesetzt wird. Die Ursachen können vielfältig sein. Sie liegen in der **Persönlichkeit** der Betroffenen, wenn das veränderte Verhalten dazu dienen soll, soziale Kontakte und intimere Beziehungen bzw. erhöhte Aufmerksamkeit zu gewinnen. Geraten ältere Menschen wegen ihrer hohen Pflegebedürftigkeit in erhöhte Abhängigkeit, kann daraus ein durch die jeweilige **Situation** bedingtes regressives Verhalten resultieren. Auch **institutionelle Rahmenbedingungen** und das Pflegeverhalten der Pflegenden kann regressives Verhalten verstärken, insbesondere dann, wenn kaum Wert auf Hilfe zur Selbsthilfe gelegt wird. Regressionsfördernd wirken Angst vor Selbstwertminderung, Verlust von Privatheit und Intimsphäre, sterile und unpersönliche Atmosphäre, körperliche und psychische Krankheit, übertriebene Hilfe durch das Pflegepersonal, Reglementierung und keinerlei Möglichkeit zur aktiven Lebensgestaltung.

3.2.6 Weitere psychische Veränderungen im Alter

- Nach Ringel ist die psychische Haltung älterer Menschen durch fünf Punkte gekennzeichnet: Der alte Mensch neigt zum Konservatismus; er hat eine besondere Affinität zu altvertrauten Gedankengängen und ist eher geneigt, Neues abzulehnen. Zudem kann festgestellt werden, dass eine gewisse **Verlangsamung aller Leistungen** auftritt. Gleichzeitig kann es vorkommen, dass es den älteren Menschen ausgesprochen schwer fällt, neue libidinöse Beziehungen anzuknüpfen. Wie bereits erwähnt, findet sich gerne eine Tendenz zur Regression; der ältere Mensch wird oft kindisch und wendet sich, dem Säugling ähnlich, besonders der Beschäftigung mit seinem eigenen Körper zu. Als fünften Aspekt führt Ringel die Tatsache an, dass ältere Menschen sich von der Zukunft abkehren, die für sie nur Abstieg und Tod bedeutet; aber auch von der Gegenwart, die für sie oft durch Krankheit, Unsicherheit sowie Angst, von der Jugend verdrängt zu werden, entwertet erscheint. Stattdessen richten sich ihre Blicke immer mehr in die Vergangenheit, in eine Zeit, in der sie noch ganz „auf der Höhe der Situation" waren. Dementsprechend erscheint diese Vergangenheit in einem rosigen Licht; sie wird als „die gute alte Zeit" verklärt (vgl. Ringel 1990, S. 83).
- **Persönlichkeitszüge**, die sich im Laufe des Lebens entwickelt haben, können sich verschärfen. Ein sparsamer Mensch kann sich zu einem geizigen Menschen entwickeln. Jemand, der sich während des Lebens leicht unzufrieden zeigte, kann zum ständig nörgelnden Querulanten werden.
- Die Fähigkeit, sich einem Ausschnitt der **Gesamtwahrnehmung** oder des Gesamterlebens zuzuwenden, lässt nach. Es verringert sich mit dem Alter auch die **Konzentrationsfähigkeit**.
- Als **Gedächtnisstörungen** treten Merkfähigkeitsstörungen und Störungen des Kurzzeit- und Langzeitgedächtnisses auf. Die gesicherte Diagnose einer pathologischen Gedächtnisstörung ist anfänglich sehr schwierig, da es eine nicht unerhebliche Schnittmenge zwischen krankhaften und physiologischen Gedächtnisschwierigkeiten im Alter gibt.
- Die **Stimulierbarkeit** durch die Reize aus der Umwelt ist reduziert, gleichzeitig sinkt die Toleranzschwelle für Außenreize.
- Das **Schlafverhalten** älterer Menschen ändert sich. Der Mittagsschlaf wird zur Routine. Man geht früher zu Bett, wobei sich gleich-

zeitig die nächtlichen Schlafphasen verkürzen und unterbrochen werden können.

- **Soziale Isolierung** und **Vereinsamung** verstärken oft die Ziellosigkeit, Einsamkeitsgefühle und Langeweile (vgl. Schramm/Vieten 2002, S. 430).

Vertiefung des Lernstoffes

Zusammenfassung

Im Alter brauchen psychisch veränderte Menschen eine besondere Art der pflegerischen Begleitung. Es sollten die dokumentierten Beobachtungen, die verschiedenen Bedingungen, die ein psychisch gestörtes Verhalten erzeugen, geklärt werden. In weiterer Folge sind die Grundbedürfnisse und Gewohnheiten dieser älteren Menschen entsprechend ihrer Biografie zu berücksichtigen. Die Symptomatik möglicher Erkrankungen muss richtig gedeutet und entsprechend ärztlich therapiert werden. Auf die Wahrung eines ausgewogenen emotionalen Wohlbefindens ist großer Wert zu legen. In geistiger Hinsicht sind Copingstrategien zu diskutieren und zu trainieren, damit die Betagten die Möglichkeit erhalten, mit ihren Defiziten gut umzugehen. In sozialer Hinsicht sollten Akzeptanz, Toleranz, Empathie und Integration der Pflegepersonen im Vordergrund stehen. Auch ein partnerschaftlicher Kommunikationsstil verbessert die Lebensqualität (vgl. Grond 1994; zit. n. Kruse/Wahl 1994, S. 140 ff.). Auf diese Art und Weise schafft man ein Umfeld, in welchem die älteren Menschen in ihrer Menschenwürde geachtet, individuell und abhängig von ihrer Biografie gefördert werden und so die Möglichkeit zur Selbsthilfe und Selbstständigkeit erhalten.

Zum Üben

1. Welche psychischen Veränderungen sind durch den Alterungsprozess bedingt?
2. Welche Ursachen können Agitiertheit, Aggression und Regression auslösen?
3. Wie zeigt sich die Verwirrtheit im Alter?
4. Wie soll der Beziehungsprozess gestaltet werden?

3.3 Besonderheiten der geriatrischen Medizin

Jeder Mensch möchte lange leben. Aber alt sein will niemand. Mit dem Alter ändern sich die Funktionen der Zellen, der Organsysteme, des Gesamtorganismus und der Person im sozialen Umfeld. Diese natürlichen Altersvorgänge, besonders in späteren Lebensjahren, verursachen eine erhöhte Krankheitsanfälligkeit. So nimmt mit zunehmendem Alter die **Zahl der Krankheiten** und die **Tendenz zur Chronifizierung** zu. Die meist eingeschränkte Funktionalität hat Besonderheiten, Krankheiten zeigen sich anders. Vielfach ist es auch so, dass eine dieser Erkrankungen Ursache für das Ableben ist, weil auch die Abwehrkräfte im hohen Alter nachlassen.

Modell der minimalen Morbidität
Vorstellung und Wunschtraum, dass die Fortschritte der modernen Medizin es möglich machen, durch Prävention, Frühdiagnostik und ausreichende Behandlung die Gesundheit trotz der zunehmenden Lebenserwartung auf lange Zeit zu erhalten und damit das „chronische Kranksein" zu beschränken.

3.3.1 Multimorbidität und atypische Krankheitsbilder

Spezifisch für ältere Menschen ist, dass durch den Alterungsprozess nicht nur ein Organ betroffen ist, sondern viele Organe in ihrer Funktion und Leistungskapazität eingeschränkt sind. So kann es leicht vorkommen, dass ein/e typisch *multimorbider* PatientIn auf einer akutgeriatrischen Station gleichzeitig an Niereninsuffizienz, Herzinsuffizienz, Hypertonie, Diabetes mellitus, Gicht und anderen Erkrankungen leidet. Dieses **Diagnosespektrum** und die **Wechselwirkung zwischen den Erkrankungen** können die Behandlung und Pflege erheblich komplizieren. Auch die Medikation dieser PatientInnen wird durch das gleichzeitige Auftreten mehrerer Erkrankungen schwerer. Zusätzlich ist das **Komplikationsrisiko** bei vielen diagnostischen und therapeutischen Maßnahmen wegen der verminderten Anpassungsfähigkeit des älteren Organismus erhöht. Die Multimorbidität führt dazu, dass das Gesundheitssystem (medizinische und pflegerische Versorgungseinrichtungen) häufiger in Anspruch genommen werden muss. Die Krankenhausaufenthaltsdauer ist länger als bei jüngeren PatientInnen.

Multimorbidität
aus dem lateinischen *multum* = viel und *morbus* = Krankheit; gleichzeitiges Vorhandensein mehrerer Krankheiten

Bedeuten gewonnene Jahre gleichzeitig Jahre mit chronischer Krankheit?

Nach Geisler ist im Alter eine typische **multimorbide Konstellation von Krankheitsbildern** mit Herzinsuffizienz, koronarer Herzkrankheit, Hypertonie, Diabetes mellitus, Niereninsuffizienz, Polyarthrose, Inkontinenz und Miktionsstörungen festzustellen. Das Krankheitsverhalten ist im Alter häufig aber auch durch Hypochondrie und nahezu sklavische Verfolgung ärztlicher Ratschläge gekennzeichnet, andererseits bleiben ältere Menschen mitunter unbeeindruckt von gravierenden Befunden und Diagnosen (vgl. Geisler 2002, S. 504–505).

3.3.2 Chronizität

Mit zunehmendem Alter erhöht sich die Anzahl der pro Untersuchtem/Untersuchten erkennbaren Erkrankungen deutlich, und im Erkrankungsfall verlängert sich die **Verweildauer im Krankenhaus** ebenfalls enorm. Die generelle Zunahme der Erkrankungshäufigkeit gilt nun eigenartigerweise weniger oder kaum für akute Erkrankungen als vielmehr für *chronische Krankheitsprozesse*. Es kommt also sehr häufig vor, dass eine Krankheit nicht mehr ausheilt und die Krankheitsursachen nicht beseitigt werden können. Nachfolgende Erkrankungen sind bei älteren Menschen sehr häufig und verlaufen ebenfalls oft chronisch: Krankhei-

Chronische Erkrankung
Erkrankungen bleiben auf einem bestimmten Krankheitsniveau und heilen nicht.

Chronisch-rezidivierende Erkrankung
Es kommt immer wieder zum erneuten Auftreten der Erkrankung.

ten des Herz-Kreislauf-Systems (z. B. Herzinsuffizienz), Krankheiten des Bewegungsapparates (z. B. Arthrose), Stoffwechselkrankheiten (z. B. Diabetes mellitus), Erkrankungen der Verdauungsorgane (z. B. chronische Gastritis), Krankheiten der Atmungsorgane (z. B. chronische Bronchitis), Erkrankungen der Ausscheidungsorgane (z. B. chronische Niereninsuffizienz), Schilddrüsenfunktionsstörungen, Depression und Anämie.

3.3.3 Medikamentenwirkung

Polypharmazie

Darunter wird der gleichzeitige Einsatz vieler Medikamente verstanden, wobei damit insbesondere bei betagten, behinderten und polymorbiden Menschen ein hohes Potenzial der Gesundheitsgefährung verbunden ist.

Medikamente sind in der Geriatrie nicht wegzudenken. Wegen der Multimorbidität und Chronizität verschreiben ÄrztInnen häufig eine erhebliche (oft notwendige) Anzahl an Medikamenten. Diese können aber gerade bei älteren Menschen Nebenwirkungen und Probleme verursachen.

Der behandelnde Arzt bzw. die behandelnde Ärztin muss sich folgende Fragen stellen:

- Wie können bei polymorbiden, älteren Menschen Interaktionen und nicht erwünschte Arzneimittelwirkungen vermieden werden?
- Wie kann eine Unter- bzw. Fehlbehandlung ausbleiben?

Pharmakokinetik und Pharmakodynamik

Pharmakokinetik

Lehre von der Aufnahme, Ausscheidung und Wirkung eines Medikaments im Organismus

Pharmakodynamik

Antwort des Organismus auf ein Medikament

Resorption

aus dem lateinischen *resorbere* = aufsaugen. Aufnahme einer Substanz, hier eines Medikamentes, in den Organismus, meist über den Darm

Pharmakokinetik und *Pharmakodynamik* sind bei älteren Menschen anders als bei jungen. Veränderungen können in Hinsicht auf *Resorption*, Verteilung, Stoffwechsel und Ausscheidung auftreten: Resorptionsveränderungen ergeben sich dadurch, dass die Resorptionsfläche abnimmt, manche Transportmechanismen weniger effektiv sind, der pH-Wert des Magens im Alter ansteigt, die Löslichkeit von Arzneimitteln sich ändern kann, weniger Verdauungssäfte produziert werden, die Magenentleerung verzögert ist und die Darmbeweglichkeit sowie die Darmdurchblutung abnimmt.

Die **Verteilung von Medikamenten** ist anders, weil die Gesamtkörpermasse vermindert ist, ein verändertes Verhältnis von Fett- und Muskelgewebe vorliegt, weniger Gesamtkörperwasser vorhanden ist und das extrazelluläre Volumen abnimmt, die Konzentration von Albumin und die Organdurchblutung vermindert ist.

Die **Veränderung des Stoffwechsels** bei Älteren zeigt sich darin, dass die Leber anders funktioniert und die Biotransformation verringert ist, dass das funktionelle Lebervolumen kleiner wird, die Leberdurchblutung vermindert ist und die mikrosomale Enzymtätigkeit abnimmt.

Die **Ausscheidung** bei Älteren ist charakterisiert durch ein Abnehmen der Nierenfunktion, ein Absinken der glomerulären Filtrationsrate in den Nieren und eine verminderte Funktion der Nierentubuli.

Im Alter ist auch die Anzahl und Aufnahmefähigkeit von **Rezeptoren**, an denen die Medikamente andocken, reduziert, die Übertragungsgeschwindigkeit und die Kontrolle von Informationen über die Nerven ist vermindert – dies alles beeinflusst die Pharmakokinetik negativ.

Dosierungen und Wechselwirkungen

Werden nun Medikamente verschrieben, so müssen die Risiken der Medikamente jeweils gegenüber denjenigen der Krankheiten oder Beschwerden abgewogen werden. Bei älteren PatientInnen erfordert die Dosierung spezielle Beachtung. Grundsätzlich sollte streng zwischen einer vorübergehenden Medikation und einer Dauertherapie unterschieden werden. Eine unkontrollierte Eigenbehandlung sollte nach Möglichkeit vermieden werden.

Leitsätze der Pharmakatherapie:
„Dosis solum facit venenum." (= Nur die Dosis bestimmt, ob das Medikament giftig ist.)
„Nihil nocere." (= Nicht schaden.)
„Drugs are poisons with therapeutic side effects." (= Medikamente sind Gifte mit therapeutischer Nebenwirkung.)
„Less is more." (= Weniger ist mehr.)

Werden mehrere Arzneimittel gleichzeitig verabreicht, so besteht die Möglichkeit, dass sie sich in ihrer **Wirkung gegenseitig beeinflussen**. Es kann zur Verstärkung oder Abschwächung der Wirkung kommen, sodass die Dosierung eventuell geändert werden muss. Auch können verstärkt Nebenwirkungen auftreten. Durch das Lesen der den Originalpackungen beigegebenen Begleitzettel lassen sich die angestrebten Zielwirkungen des betreffenden Medikamentes, aber auch mögliche **Nebenwirkungen** und **Kontraindikationen** sowie Hinweise auf **Wechselwirkungen** erkennen und gegebenenfalls berücksichtigen. Es kann auch vorkommen, dass Nebenwirkungen als eigene Krankheitsbilder fehlinterpretiert werden und folglich eine erneute medikamentöse Fehlbehandlung erfolgt.

Tabelle 3.3
Problemsubstanzen bei älteren Menschen
(vgl. Neuner-Jehle 2013, S. 23)

Substanzgruppe	Beispiel (Vertreter)	Unerwünschte Medikamentenwirkung
Antikoagulantien Heparine Thrombozytenaggregationshemmer	NMH ASS	Blutungen mit nachfolgender Hospitalisierung
NSAR	Diclofenac Mefenacid Naproxen Piroxicam Ibuprofen	Gastrointenstinale Blutungen Niereninsuffizienz Blutdruckentgleisung Kardiovaskuläre Ereignisse Herzinsuffizienz
Anticholinerge Spasmolytika	Oxybutynin	Anticholinerge Nebenwirkungen (Obstipation, Mundtrockenheit, Sedation, Verwirrtheit, Schwäche)
Trizyklische Antidepressiva SSRI mit langer HWZ (Halbwertzeit)	Amitriptylin Doxepin Fluoxetin	Anticholinerge Nebenwirkungen Sedation Agitation Schlafstörungen
Benzodiazepine	Oxazepam Triazolam Alprazolam	Verwirrtheit Sedation Stürze (Muskeltonus)
Antihistaminika der ersten Generation	Diphenydramin Hydroxyzin	Anticholinerge Nebenwirkungen Sedation

Tabelle 3.3
Fortsetzung

Substanzgruppe	Beispiel (Vertreter)	Unerwünschte Medikamentenwirkung
Digoxin	Lanitop, Lanicor	Nausea Sehstörungen Bradyarrhythmine
Amiodaron Hydrochlorid	Amiodaron	Arrhythmien Dysthyreosen Fehlender Wirknachweis im Alter
Dopamine	Methyldopa	Bradykardien Depressive Verstimmungen Blutdruckabfälle
Antihypertensiva	Nifedipin (nicht-retardiert)	Blutdruckabfälle Stürze
Hypnotika	Zolpidem	Verlangsamung Verwirrtheit Stürze Agitation
Neuroleptika	Olanzapin	Anticholinerge Nebenwirkungen Spätdyskinesien

Vier bis sechs Tabletten auf einmal, das Ganze dreimal täglich, und dann noch zusätzlich Schlafmittel – das übersteigt nicht nur die Stoffwechselkapazität älterer PatientInnen, sondern auch die Magenverträglichkeit. Manche ältere Menschen klagen über Völlegefühl und Appetitlosigkeit, wobei Schleimhautreizungen durch schlecht verträgliche Medikamente die Ursache sein können. Mitunter können ältere PatientInnen auch unter einer Erschlaffung der Schlundmuskulatur leiden. Kapseln oder Tabletten zu schlucken, bereitet daher oftmals Schwierigkeiten. Meist geht das Schlucken noch am leichtesten, wenn die Tabletten zu einem schluckfertigen Bissen gegen Ende einer Mahlzeit genommen werden. In **Tropfenform** lässt sich eine individuelle Dosierung vornehmen. Bei **Saft oder Sirup** bleibt zu beachten, ob sie für DiabetikerInnen geeignet sind. Von einigen Ausnahmen abgesehen, sollten die Medikamente aus Gründen der Magenverträglichkeit nicht auf leeren Magen verabreicht werden. Eine genügende Flüssigkeitszufuhr dient dem gleichen Zweck. Wenn Medikamente auf oralem Weg nicht genügend resorbiert oder chemisch verändert werden, kann auf die **rektale oder parenterale Applikation** zurückgegriffen werden. Jede Applikationsform hat ihre Vor- und Nachteile. ÄrztInnen und Pflegepersonen sollten gemeinsam entscheiden, welche Applikation die individuell beste ist.

Auch kann es mitunter vorkommen, dass die natürlichen Alterungsprozesse des Menschen als Krankheiten betrachtet und mit Medikamenten behandelt werden. Jedes wirksame Mittel hat auch **Nebenwirkungen**. Diese können irreführen und zur Annahme verleiten, die auftretenden Symptome deuteten auf eine neue Krankheit, die wiederum mit anderen Medikamenten behandelt wird, die ebenfalls unerwünschte Nebenwirkungen hervorrufen können. Der alte Mensch gelangt so in einen **therapeutischen Teufelskreis**. Es ist nicht selten, dass alte Menschen täglich eine Handvoll der verschiedensten Medikamente zu sich nehmen, um die Vielzahl der Störungen zu bekämpfen. Sie würden oft mit einem einzigen Mittel auskommen (vgl. Schneidrzik 2000, S. 5 f.).

Vertiefung des Lernstoffes

Zusammenfassung

Erkrankungen älterer Menschen sollten grundsätzlich von mehreren Gesichtspunkten aus betrachtet werden. Sie spielen sich an einem gealterten Gewebe ab und neigen infolge einer verminderten Anpassungsfähigkeit und Regenerationsfähigkeit zur Chronifizierung. Altersbedingte Veränderungen sind letztlich auf Rückbildungsprozesse zurückzuführen, deren Ablauf genetisch determiniert ist. Die herabgesetzte Widerstandskraft führt zu einer höheren Krankheitsanfälligkeit und Krankheitshäufigkeit (Multimorbidität). Da viele Organe und Organsysteme während des Alterungsprozesses Funktionseinbußen erleiden und sich wechselseitig beeinflussen, sind typische Krankheitsbilder, wie sie bei jungen Menschen vorkommen, selten. Bei der Verordnung von Medikamenten ist Zurückhaltung geboten und auf Wechselwirkungen zu achten. Diese werden häufiger, je älter die PatientInnen sind, je mehr Medikamente sie nehmen und je mehr ÄrztInnen sie behandeln. PatientInnen mit Polypharmazie besitzen ein erhöhtes Risiko für Morbidität, Hospitalisation, Altersheimeinzug und Tod (vgl. Neuner-Jehle 2013, S. 21). Eine Reduktion von Polypharmazie bedarf eines enormen medizinischen Fachwissens und geriatrischer Erfahrung, damit keine Fehl- und Unterbehandlung geleistet wird.

Zum Üben

1. Was verstehen Sie unter Multimorbidität und welche typischen Konstellationen kennen Sie?
2. Welche Formen der Chronizität kennen Sie? Welche Erkrankungen werden im Alter häufig chronisch?
3. Wie können Sie sich atypische Krankheitsverläufe im Alter erklären?
4. Erläutern Sie die Problematik „Medikation im Alter".
5. Was verstehen Sie unter Polypharmazie und welche Problemsubstanzen haben vor allem bei älteren Menschen unerwünschte Arzneimittelwirkungen?

3.4 Das geriatrische Assessment

Assessment

Einschätzung, Beurteilung, Bestandsaufnahme

to assess

festlegen, bestimmen, bewerten, abschätzen

Geriatrisches Assessment

diagnostischer Prozess in der Geriatrie

Das *geriatrische Assessment* ist **zentraler Bestandteil** der geriatrischen Medizin. Derzeit findet die Mehrzahl der geriatrischen Assessments in großen geriatrischen Zentren Verwendung, um **Rehabilitationsressourcen** multimorbider PatientInnen zu erkennen. Trotzdem wird das ambulante oder besser noch das extramurale geriatrische Assessment, nicht zuletzt aus Kostengründen, eine immer wichtigere Rolle spielen. Mit diesem Instrument erreicht man eine Verbesserung der diagnostischen Genauigkeit und strebt in weiterer Folge eine **Optimierung der medizinischen Behandlung** an.

3.4.1 Definition

Das geriatrische Assessment ist eine **multidimensionale**, interdisziplinäre **Gesamterfassung und Bewertung** der gesundheitlichen Situation eines Patienten oder einer Patientin. Dieses multidimensionale Vorgehen erfasst, gliedert und bewertet neben körperlichen, psychischen und sozialen Komponenten auch Daten aus dem Lebensumfeld. Die Wechselwirkungen von Krankheiten, Behinderungen und mit dem Alter zusammenhängenden Veränderungen werden herausgearbeitet – mit dem Ziel, medizinische, pflegerische, therapeutische und soziale Interventionen zu planen und in ihrem Verlauf zu kontrollieren. Bei geriatrischen PatientInnen stehen die **Erhaltung der Selbstständigkeit** und die Erhaltung der selbst definierten **Lebensqualität** im Vordergrund. Daher ist es wichtig, neben medizinischen, psychosozialen und funktionalen Defiziten und Problemen auch Ressourcen und Potenziale herauszuarbeiten, um eine optimale Ausgangssituation für den Therapie-, Rehabilitations- und Pflegeplan zu haben.

Achtung: Nicht die Diagnose steht im Zentrum des pflegerischen Interesses, sondern der funktionale Zustand des Patienten bzw. der Patientin. Die Selbstständigkeit und Eigenständigkeit im Ausführen der Alltagsaktivitäten hängt nicht so sehr von den medizinischen Diagnosen ab. Herauszufinden ist: Was kann der oder die Betroffene nicht mehr? Was kann er bzw. sie noch? Die Beurteilung der Funktionalität ist entscheidend für den Pflegebedarf. Die Beurteilung der Erkankung durch den Arzt/die Ärztin bestimmt die therapeutischen Maßnahmen.
Zur Beurteilung der kognitiven und funktionellen Leistungsfähigkeit ist es auch notwendig, die vorhandene Motivation, die Anstrengungsbereitschaft, das Interesse und die Willenskraft der/des Betroffenen zu bewerten, um eine bessere Aussagekraft tätigen zu können.

3.4.2 Inhalte und Ziele

Das Assessment enthält:

- eine quantifizierende Funktionsdiagnostik der Organfunktionen
- eine pflegerische Diagnostik über Kompetenz und Hilfsbedürftigkeit bei der Selbst- und Fremdpflege
- sämtliche Erkrankungen (Polymorbidität) und deren Symptomatik
- Polypharmazie mit ihren möglichen Aus- und Nebenwirkungen
- soziales Netzwerk (Betreuung und Pflege durch Angehörige, Nachbarschaft und Freiwilligenleistung)
- Ernährungssituation, wobei die Gewohnheiten und Vorlieben berücksichtigt werden sollten
- eine überprüfbare Prognose der Rehabilitationsmöglichkeiten
- die Erfassung von ethischen Wertvorstellungen und persönlicher Lebensplanung und

- die gemeinsame Erarbeitung eines individuellen Zieles

Ziele des geriatrischen Assessments:

- Optimierung der Alltagsfunktionen
- Erreichung bestmöglicher Selbstständigkeit
- Steigerung der Lebensqualität
- angemessene Betreuung und Versorgung
- Vermeidung nicht indizierter Heimeinweisung

Auswahlkriterien für das geriatrische Assessment:

- älter als 65 Jahre
- akute zerebrovaskuläre Erkrankung
- frische Fraktur
- Einweisung aus Alten- und Pflegeheim
- geplante Wiederaufnahme später als in drei Monaten
- Immobilität
- stärkere Behinderung bei Aktivitäten des täglichen Lebens (ADLs)
- Mangelernährung
- Inkontinenz
- Verwirrtheit
- Demenz
- Bettlägerigkeit in den letzten drei Wochen
- Stürze in den letzten drei Monaten
- Depression
- stärkere Seh- und Hörschwächen
- Dekubitus
- Polypharmazie (mehr als sechs Medikamente)
- soziale und familiäre Probleme

Mithilfe des geriatrischen Assessments soll für jeden Einzelnen bzw. jede Einzelne (gemeinsam mit ihm bzw. ihr und mit der Familie) überlegt werden, welche gesundheitlichen, seelischen und sozialen Probleme akut im Vordergrund stehen und welche Problemlösungsstrategien verfolgt werden sollten. Eine Optimierung der Alltagsfunktionen und eine Reduktion der Pflegebedürftigkeit auf eine möglichst geringe Abhängigkeit (hohes Ausmaß an Selbstpflege) sollte das Ziel sein. Um maximale Ziele bei älteren PatientInnen im vollen Umfang zu erreichen, sind auch Logotherapie, Ergotherapie und Physiotherapie einzubeziehen.

3.4.3 Anforderungen an das geriatrische Assessment

Dobretsberger (2001) führt einige Bedingungen an, die ein geriatrisches Assessment zu erfüllen hat:

ICD
International Classification of Diseases (= Internationale Klassifikation der Krankheiten)

Impairment
wird nach der WHO-Klassifizierung von 1976 als „Schädigung" definiert. Der Begriff umschreibt Mängel oder Normabweichungen der anatomischen, psychischen oder physiologischen Funktionen und Strukturen des Körpers.

Disability
bedeutet nach der WHO-Klassifizierung von 1976 „Beeinträchtigung". Der Begriff enthält eine Vielzahl von Funktionseinschränkungen, die aus einer körperlichen oder geistigen Behinderung, einer Sinnesbehinderung, einem Krankheitszustand oder einer psychischen Krankheit entstehen können. „Disability" erfasst im Gegensatz zum Begriff „Impairment" auch die individuellen Konsequenzen einer Schädigung in Bezug auf bestimmte Aktivitäten bzw. Tätigkeiten.

Handicap
wird nach der WHO-Klassifizierung von 1976 als „Behinderung" verstanden. Dieser Terminus bezieht sich auf die sozialen Benachteiligungen, die Menschen infolge einer Schädigung („Impairment") oder einer Beeinträchtigung („Disability") in ihren körperlichen, beruflichen und gesellschaftlichen Aktivitäten erleben.

1. Es sollte auf der *ICD* basieren und die Problembereiche *„Impairment"*, *„Disability"* und *„Handicap"* abdecken.
2. **Risikofaktoren** wie Sturzneigung etc. sollten anhand des Assessments erkennbar sein.
3. Medikamenten-**Nebenwirkungen** und **-Wechselwirkungen** müssen genauso berücksichtigt werden wie Diagnosen hinsichtlich der Sturzgefährdung und Balancetests.
4. Ein Assessment muss die **Ressourcen** aufzeigen und sollte nicht nur tabellarisch Schwächen dokumentieren.
5. Es sollte eine Möglichkeit geben, direkt aus dem Assessment Konsequenzen für die weitere **Pflegeplanung** zu ziehen (individuelle Sturzprävention).
6. Die einzelnen Funktionstests müssen von dazu eigens **geschulten Personen** durchgeführt werden.
7. Eine Person muss das Assessment **leiten**. Das kann sowohl eine im Assessment ausgebildete Diplomfachkraft als auch ein entsprechend ausgebildeter Arzt bzw. eine Ärztin sein.
8. Das geriatrische Assessment sollte in den **Pflegeprozess** integrierbar sein.
9. Es sollte auch Rückschlüsse auf die **Pflegestufe** ermöglichen und für die Versicherungen Kostentransparenz bei der Leistungsabrechnung ermöglichen.
10. Es sollte ein **standardisiertes Assessment** verwendet werden. Das bedeutet, dass die unterschiedlichen Tests und Fragestellungen einheitlich sein müssen. Nur so ist ein Vergleich von Testergebnissen zu einem späteren Zeitpunkt im Krankenhaus und letztendlich eine wissenschaftliche Arbeit möglich. Auch die „Evidence-Based Care" ist nur mit klar definierten und evaluierbaren (bewertbaren) Kriterien möglich.
11. Ideal wäre eine **EDV-unterstützte Version**, eventuell mit einer App (o. Ä.). Ein geriatrisches Assessment sollte regelmäßig überprüft werden, vor allem aber bei Verschlechterung des Allgemeinzustandes, nach Krankheit oder Krankenhausaufenthalt. Viele Tests verursachen naturgemäß viel Papier. Pro PatientIn entsteht dadurch ein enormer bürokratischer und verwaltungstechnischer Aufwand.
12. Die Ergebnisse des Assessments müssen zuverlässig, genau und praktikabel sein.

(Vgl. Dobretsberger 2001, S. 162; Bartholomeyczik 2007, S. 211 ff.)

Die Funktionsdiagnostik im Rahmen des geriatrischen Assessments beurteilt die Aktivitäten des täglichen Lebens, die instrumentellen Aktivitäten des täglichen Lebens, Mobilität, Sturzrisiko, Kognition, emotionelle Situation (Depression und Angst), Inkontinenz, Schmerz und Medikamenteneinnahme. Mit dieser Bewertung versucht man, die wesentlichen funktionellen Bereiche zu erfassen. Diese funktionellen Defizite können mittels der nachfolgenden Tests beurteilt werden (die dazugehörigen Testbögen finden Sie auf S. 151 ff.).

Funktionelle Bereiche:
- ADL
- Kognition
- Psyche
- soziale Situation
- Sinnesfunktion
- Ernährungsstatus
- Mobilität
- Inkontinenz
- Sturzrisiko

3.4.4 Die angewandten Verfahren des geriatrischen Assessments im Überblick

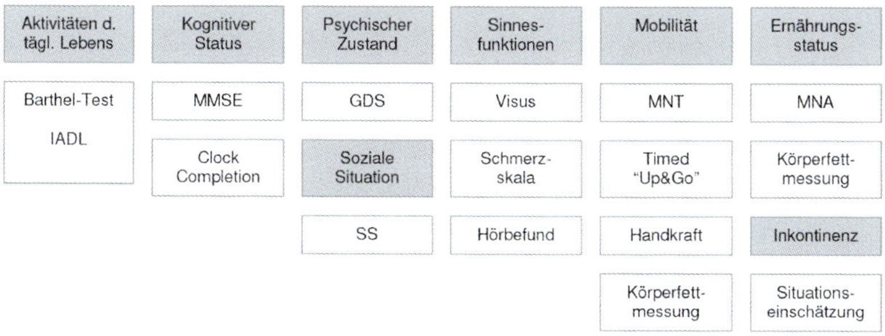

Abzuprüfende Kriterien sind grau, Testverfahren (Fragebögen/Bewertungsbögen) sind weiß dargestellt.

Abbildung 3.1

Fragebögen/Bewertungsbögen (siehe Anhang)

Fragebögen/Bewertungsbögen

- Barthel-Test = Aktivitäten des täglichen Lebens
- IADL = Instrumentelle Aktivitäten des täglichen Lebens
- MMSE = Mini Mental State Examination
- Clock Completion
- GDS = Geriatrische Depressionsskala
- SS = Soziale Situation
- Schmerzskala
- MNT = Mobilitätstest nach Tinetti
- MNA = Minimal Nutritional Assessment

Eine besondere Form des geriatrischen Assessments ist der präventive Hausbesuch. Dieser kann auf zwei Ebenen erfolgen. Die Pflegefachkraft (Case/Care ManagerIn) bewertet aufgrund der Funktionalität den Pflegebedarf, wobei auch präventiv der Gesundheitsbereich identifiziert und die Notwendigkeit von Beratungsleistung hinterfragt wird (z. B. im Hinblick auf Betreuung und Pflegeleistung, körperliche Aktivität, Ernährungsberatung, Haushaltshilfe, Wohnungsadaptierung usw.). Beim präventiven Hausbesuch durch den Arzt/die Ärztin werden insbesondere chronische Erkrankungen (z. B. Hypertonie, Herzinsuffizienz, Diabetes mellitus, Osteoporose, Arthrose), geriatrische Syndrome (z. B. Demenz, Depression, Urininkontinenz, Stürze, Hör- und Sehbeeinträchtigungen, Zahngesundheit), Alterssymptome (z. B. Atemnot, Schwindel, Schmerz, Schlaflosigkeit) und/oder Abhängigkeitsprobleme (z. B. Tabak, Alkohol) identifiziert und die Notwendigkeit spezieller medizinischer Beratungsleistungen berücksichtigt (z. B. Arzneimittelnebenwirkungen usw.).

Vertiefung des Lernstoffes

Zusammenfassung

Das geriatrische Assessment ist ein Untersuchungsverfahren für Diagnose, Therapieplanung, Rehabilitationsplan, Verlaufskontrolle und zur Beschreibung des funktionellen Zustandes. Alle Daten sind nur Mosaiksteine in der Beurteilung eines älteren, kranken Menschen. Komplexe Wechselwirkungen, Befunde, Persönlichkeitsmerkmale und Umfeld können durch kein Messinstrument ausreichend scharf abgebildet werden. Eine bestmögliche Einschätzung der Gesamtpersönlichkeit ist nur durch interdisziplinäre Zusammenarbeit möglich. Man erwartet sich durch die gezielte Durchführung des geriatrischen Assessments eine Verlängerung der Lebenserwartung, eine verminderte Alten- und Pflegeheimeinweisung, weniger Hospitalisierungen und Rehospitalisierungen, eine kürzere Verweildauer im Krankenhaus, eine bessere Nutzung der ambulanten Dienste und verminderte Gesundheitskosten. Unter bestimmten Kriterien wie einer terminalen Erkrankung, enorm fortgeschrittener Demenz, bei medizinisch instabilen PatientInnen, bei unausweichlicher Langzeitinstitutionalisierung und Verweigerung ist ein geriatrisches Assessment nicht indiziert.

Zum Üben

1. Was ist Geriatrie und was bedeutet geriatrische Rehabilitation?
2. Erläutern Sie Ziele, Aufgaben und Ausschlusskriterien des geriatrischen Assessments.
3. Beschreiben Sie die wesentlichen Inhalte und wichtige Bedingungen des geriatrischen Assessments.
4. Welche Assessmentinstrumente kennen Sie?

3.5 Der Sturz im Alter

Störungen der Körperhaltung und des Gleichgewichts und deren Komplikationen, wie z. B. Stürze, treten bei betagen Menschen im unbekannten Umfeld, aber auch in der gewohnten häuslichen Umgebung häufig auf und führen nicht selten zu schwerwiegenden Folgeerkrankungen. Nach Schwendimann (1998) ist ein Sturz ein unfreiwilliges und/oder unkontrolliertes Zu-Boden-Sinken oder -Fallen mit oder ohne Verletzungsfolgen.

3.5.1 Allgemeine Aspekte

Ein Sturz im Alter ist kein Betriebsunfall. Es gibt nahezu keinen Bereich menschlichen Lebens und organischer Funktion, der nicht zur

Ursache von Stürzen werden kann. Die rüstige 86-jährige Patientin, die in der Küche vom Stuhl auf den nassen Waschtisch klettert, um die Oberlichten des Fensters zu putzen, oder der demente, betagte ältere Herr, der durch Sehverminderung den aufstehenden Teppichrand nicht mehr sieht und die Bewegungsabläufe zum Übersteigen dieser Teppichkante zu wenig schnell aussteuern kann, sind Beispiele aus der täglichen Praxis.

Hauptprobleme in der Geriatrie:
- Verwirrtheit
- Gangstörungen
- Stürze
- Immobilität
- Inkontinenz
- Malnutrition

Stürze sollten auch als erster **Indikator** eines anderen Problems, wie z. B. Infektion, Orthostase, Synkope etc., erkannt werden. Mitunter sind Stürze einerseits Zeichen eines Fortschreitens einer chronischen Erkrankung, wie z. B. diabetische Polyneuropathien, Morbus Parkinson, Demenz, oder auch Zeichen „normaler" Alterserscheinungen, wie z. B. Visusverlust, seniler Gang, Kraftverminderung, Koordinationsschwäche etc. Sie sollten als Hinweis für die **Multimorbidität** älterer Menschen und als Indikator eines **drohenden Autonomieverlustes** gedeutet werden. Stürze und ihre Folgen gehören zu den ungelösten medizinischen Problemen – nicht nur in der Geriatrie. Sie sind für die Verunfallten nicht nur erschreckend und in der Regel schmerzhaft, sondern **bedrohen ihre Selbstständigkeit** in hohem Maße. Da von den über 65-jährigen Menschen 30–40 % jährlich stürzen und mehr als 50 % von den Betroffenen in einer Pflegeeinrichtung leben, stellen Stürze ein enormes Gefährdungspotenzial dar. Mehr als 80 % der Menschen über 65 Jahre werden in der Folge eines Sturzes mit Verletzungen in einem Krankenhaus behandelt. Sturzverletzungen mit ihren Komplikationen zählen zu den häufigsten Todesursachen (vgl. Bachner et al. 2009, S. 21).

3.5.2 Epidemiologie

Stürze im Alter

- Straucheln und Stolpern 34 %
- Ausrutschen 25 %
- Fehltritte 12 %
- Balanceschwäche 9 %
- Beinschwäche 4 %
- Sturz durch Umstoßen 4 %
- glatter Boden 3 %
- Sonstiges 9 % (Vgl. Tragl 2003)

Die **Schwere und Häufigkeit** von Stürzen nimmt ab der Lebensmitte zu. Mehrfachstürze werden dabei bei etwa 60 % und Einmalstürze bei etwa 40 % der Betroffenen registriert. Die **Mortalität** liegt nach einem Sturz im eigenen Haushalt **hoch**, weil häufig allein stehende Personen stürzen. In Heimen stürzt mehr als jede/r zweite BewohnerIn mindestens ein Mal pro Jahr. Die Behauptung, nach der alte Menschen besonders in ungewohnter und fremder Umgebung sowie **nachts** häufig stürzen, ist nur teilweise zutreffend. Gerade dort, wo sich ältere Menschen vermeintlich besonders sicher fühlen können, nämlich zu Hause, droht ihnen die größte Gefahr (vgl. Tragl 2003, S. 213 ff.).

Medizinisch beschäftigt man sich auch heute noch meist erst nach einem Sturz mit den Betroffenen. Erst dann, wenn es durch einen Sturz zu gravierenden Folgen gekommen ist, wird die Medizin aktiv und versucht, so gut es geht, zu reparieren. Dies ist aus medizinischer Sicht unvollkommen, aus Sicht der PatientInnen fahrlässig und aus ökonomischer Sicht **unwirtschaftlich**.

Kernaussage

Interessant ist nicht die Tatsache, dass, sondern der Grund, warum ein Sturz stattgefunden hat. Eine Hüftfraktur „nur" operativ zu behandeln und anschließend medizinisch zu rehabilitieren, ist unzureichend. Erst dann, wenn es gelingt, möglichst genau zu eruieren, warum dieser Sturz passiert ist, warum er so und nicht anders verlaufen ist, wird eine Prävention möglich sein.
Stürze sind erst dann richtig behandelt, wenn sie nicht mehr stattfinden. Das bedeutet aber, dass die bisher deutlich zu kurz gekommene Prophylaxe eine entscheidende Bedeutung in der Therapie erhalten muss.

Stürze haben **unterschiedliche Ursachen**, wobei diese sehr häufig nur individuell richtig einzuordnen sind. Es gelingt selten, die richtige Ursache eines Sturzereignisses zu isolieren, denn nach Becker und Scheible (1998) sind Stürze zu 90 % **multifaktoriell bedingt**. Insbesondere bei älteren Menschen ist es ungenügend, sich mit der Feststellung zufriedenzugeben, man sei eben gestolpert.

3.5.3 Sturzursachen

Differenzialdiagnose von Sturzursachen:

Intrinsische Risikofaktoren
- allgemeine Risikofaktoren
- situations- und verhaltensbedingte Ursachen
- physiologische Alterserscheinungen
- neurologische, gerontopsychiatrische und interne Erkankungen

Extrinsische Faktoren
- Ortswechsel
- Umgebungsfaktoren

Stürze sind **kein eindimensionales Phänomen**, sondern Resultat komplexer Interaktionen. Lueckenotte und Conley (2009) verweisen auf eine Vielzahl von Sturzrisikofaktoren und teilen diese in intrinsische und extrinsische Faktoren ein.

Allgemeine Risikofaktoren, die kaum verändert werden können, aber trotzdem in der Sturzprophylaxe bei den Pflegemaßnahmen Berücksichtigung finden müssen

- Alter
- weibliches Geschlecht (Östrogenmangel, geringe Knochendichte)
- Fraktur während der letzten fünf Jahre

Physiologische Altersveränderungen

- allgemeine Verlangsamung körperlicher Abläufe
- reduzierter Allgemeinzustand
- Abnahme motorischer Funktionen
- Muskelatrophie, verminderte Kraft
- nachlassender Gleichgewichtssinn, reduzierte Balancefähigkeit (wackeliger Gang)
- verminderte Wahrnehmungsfähigkeit (Sehen, Hören, Oberflächen- und Tiefensensibilität)
- neurologische Leistungseinbußen (kognitive Fehlleistungen, nachlassendes Gefahrenbewusstsein und Situationsverständnis, Fehleinschätzungen, Eigenwilligkeit, *Apraxie*, Agnosie, *Aphasie*, reduzierte Reflexfunktion usw.)
- verlängerte Reaktionszeiten
- kardiovaskuläre Veränderungen (vgl. Lueckenotte/Conley 2009, S. 208 ff.)
- neurogene Blasen- und Sphinkterschwäche (Harninkontinenz)

Apraxie
beeinträchtigte Fähigkeit, motorische Aktivitäten auszuführen, trotz intakter Motorik

Aphasie
Störung der Sprache

Neurologische, gerontopsychiatrische und interne Erkrankungen

- Hypotonie (weniger als 90 mm Hg systolisch – wichtig: auch im Stehen messen!)
- Erkrankungen des Bewegungsapparates, Arthritis
- zerebrale Durchblutungsstörungen und Funktionsstörungen
- Herzrhythmusstörungen
- Schwindel
- *Synkope*
- Demenz (im Mini-Mental-State-Test weniger als 12 Punkte)
- Polyneuropathien
- Lähmungen und Muskelschwäche im Rahmen neurologischer Erkrankungen
- Morbus Parkinson
- Rückenmarkschädigungen
- Epilepsien
- Delirium

Synkope
aus dem griechischen *synkope* = zusammenschlagen; vorübergehender und abrupter Verlust des Haltetonus mit Bewusstseinsstörung und Reaktionslosigkeit; ausgelöst durch eine Störung des zerebralen Stoffwechsels, üblicherweise aufgrund einer globalen zerebralen Mangeldurchblutung

Statistiken verweisen darauf, dass das **Wohnumfeld** zu Hause ein **gefährlicher Unfallort** ist. Daher müssen die Sturzursachen dort ganz besonders hinterfragt werden. Allein die Tatsache, dass der Sturz in der selbst gestalteten Umgebung stattfinden konnte, beweist, dass die **Instabilität** des oder der Betroffenen die möglichen Kompensationsressourcen überschritten hat. Wenn es den älteren Menschen nicht mehr gelingt, die im eigenen Haushalt auftretenden Hindernisse zu überwinden, dann ist die psychosoziale Kompetenz im höchsten Maße bedroht.

Situations- und verhaltensbedingte Sturzursachen (intrinsische Risikofaktoren)

- Sturzereignis in den letzten Tagen und Wochen
- Einzug in eine Pflegeeinrichtung (ein Sturz passiert gerne in den ersten Tagen)
- Gang auf die Toilette (nach dem Essen)
- reduzierter AZ durch akute Infektionen und Erkrankungen
- Medikamente (Polypharmazie, Analgetika, Psychopharmaka, Diuretika, Antihypertensiva usw.)
- mangelhafte Kooperation und fehlende Akzeptanz von Schutzmaßnahmen bzw. Anweisungen
- Umherirren, Unruhe, manisches und depressives Verhalten

Sturzrisiko durch Ortswechsel (extrinsischer Risikofaktor)

- Einlieferung in ein Krankenhaus
- Verlegung in eine nicht bekannte Umgebung
- Einzug in eine Langzeitpflegeeinrichtung

Sturzursachen im Wohnumfeld (extrinsische Risikofaktoren)

- schlechte Erreichbarkeit der Utensilien (Höhe des Arbeitsfeldes, Gegenstände im Handlungsbereich)
- glatter Fußboden
- ausgetretene Treppen
- wackelige Geländer, einseitige Handläufe
- nicht beleuchtete Gänge
- lose Teppichläufer
- Verlängerungskabel
- Toilettensitzhöhe, fehlende Haltegriffe und Badematte (Bad)
- Notbehelfe zum Hinaufsteigen
- standunsichere Möbel
- Stufen, Stiegenhaus, Aufzugübergang usw.
- Verwendung von Gehhilfen (vgl. Lueckenotte/Conley 2009, S. 210)
- unpassendes Schuhwerk und unzweckmäßige Kleidung

Um Verständigungsprobleme zu überwinden, ist es erforderlich, eine **exakte ärztliche und pflegerische Anamnese** durchzuführen, die das persönliche, häusliche und soziale Umfeld einschließt. Bei Betagten sollte auch eine **Fremdanamnese** erhoben werden. Erst wenn die Vorgeschichte des Sturzereignisses sicher bekannt ist, können technische Untersuchungen gezielt durchgeführt und somit auch kostengünstig vorbeugende Maßnahmen gesetzt werden.

Die **Sturzfolgen** sind ebenso vielschichtig wie die Ursachen, die zur Unselbstständigkeit führen können. Als Folgen sind dabei nicht nur die direkten Auswirkungen des Sturzes zu werten. Viele Folgen treten auch gar nicht in erkennbarem zeitlichen Zusammenhang mit dem Ereignis auf, sondern entwickeln sich vielmehr häufig erst im weiteren Verlauf. Nicht selten werden sie, vor allem bei PatientInnen, die nicht adäquat rehabilitiert werden, gar nicht erkannt oder erst dann registriert, wenn der Sturz sich mit schlimmen Folgen wiederholt. Wenn der Sturz sich im häuslichen Umfeld ereignet, wird zusätzlich das **„Urvertrauen“** in die schützende häusliche Umgebung erschüttert, sodass zu den direkten Sturzfolgen von Anfang an die Sorge um die weitere Selbstständigkeit hinzukommt. Daraus entwickeln sich oft Depressionen, die den Rehabilitationsprozess behindern oder sogar verhindern können, wenn sie nicht berücksichtigt werden.

Fragebögen zur Erfassung des Sturzrisikos und ein Sturzprotokoll finden Sie im Anhang auf S. 163 f.

3.5.4 Sturzfolgen

- Verletzungen
- Schmerzen
- Operationen
- Komplikationen
- Verlust des Selbstvertrauens
- Angst, erneut zu stürzen
- Mobilitätsverlust, Abnahme des Aktionsradius, Isolation
- Muskelatrophie
- Immobilität
- Pflegebedürftigkeit und evtl. Umzug in ein Pflegeheim

Erschwerend bei Sturzfolgen ist die **Komorbidität** (bei 65- bis 74-Jährigen: 50 %, bei Betagten: 65 %). Vor allem Kopfverletzungen haben eine hohe Mortalität (bis zu 90 %). Die **Mortalität** nach Frakturen nimmt im Alter zu. Dies betrifft alle Frakturen, wobei diese Behauptung für Schenkelhalsfrakturen am meisten zutrifft. Die Mortalität bei extrakapsulären Frakturen ist höher als bei intrakapsulären Frakturen (40 % bzw. weniger als 30 %). Die Mortalität innerhalb eines Jahres nach dem Sturz steigt linear zum Alter (bis zum 60. Lebensjahr: 3 %, bei über 90-Jährigen: 50 %). Typische Frakturstellen sind Humerus, distaler Radius, Becken, Schenkelhals und der Deckplatteneinbruch der Wirbelkörper. Die psychische Belastung ist aber sicher die Sturzfolge, die am häufigsten vernachlässigt wird. Dies ist umso fataler, als gerade sie in einen Teufelskreis führen kann, der leider allzu oft in **Immobilität** und **Pflegebedürftigkeit** endet. Der **Verlust an Selbstvertrauen**, der durch den Sturz ausgelöst wird, bezieht sich nur selten lediglich auf die Funktionen des Bewegungsapparates. Häufig werden auch viele andere ADL-relevante Funktionen erfasst, die zunächst durch den Sturz nicht betroffen sind. Insbesondere der **Kommunikations- und Selbsthilfebereich** kann schwer

Prüfliste nach Sturz eines alten Menschen
A. Umfeld
B. Altersveränderungen
C. Medikamente
- blutdrucksenkende und gefäßerweiternde Mittel (Kalziumantagonisten, ACE-Hemmer, Angiotensinrezeptoren-Blocker)
- bradykardisierende Mittel
- Diuretika
- Psychopharmaka
- Antiparkinsonmittel

(vgl. Nöbauer 2002)

Langzeitfolgen
- Verschlechterung der Funktionalität
- häufigere Krankenhauseinweisungen
- längere Krankenhausaufenthalte
- häufigere Pflegeheimaufnahmen
- erhöhte Mortalität
- Verlust an Lebensqualität
- Kosten

gestört werden. Der medizinisch-pflegerische Behandlungs- bzw. Präventionsansatz muss das Ziel haben, diesen Teufelskreis zu durchbrechen. Eine Behandlung ohne adäquate **Prävention** ist unzureichend. Bei einem Sturz muss es das Ziel sein, die Sturzfolgen in medizinischer und pflegerischer Hinsicht so gering wie möglich zu halten und gleichzeitig das Selbstvertrauen und die Selbstständigkeit der PatientInnen wiederherzustellen, um einem neuerlichen Sturz vorzubeugen.

3.5.5 Sturzprävention und Sturzbehandlung

Bachner et al. (2009) haben ein multifaktorielles Interventionsprogramm erstellt, um Stürzen in der Akut- und Langzeitpflege gezielt vorzubeugen bzw. um diese zu vermeiden. Zu berücksichtigen ist bei diesem Programm, dass pflegerische Entscheidungen zu gegebener Zeit Einzelfallentscheidungen darstellen und die getroffenen Interventionen auf individuelle Fähigkeiten und Vorstellungen der PatientInnen/BewohnerInnen abgestimmt sein müssen (vgl. Bachner et al. 2009, S. 10):

- umfassendes Sturzrisikoassessment mit Sturzfokusassessment (Strativy oder Morse)
- Erhebung von Sturzursachen (intrinsische Risikofaktoren)
- individuelle Maßnahmenplanung
- wenn kein Sturz erfolgt ist: regelmäßiges Risikofaktorenscreening
- wenn ein Sturz erfolgt ist: Sturzprotokoll und Analyse des Sturzgeschehens
- Erhebung weiterer Risikofaktoren (extrinsische Faktoren)
- Beseitigung externer Gefahren

Das Strativy Risk Assessment Tool konzentriert sich auf Beobachtungen im Pflegealltag:
- Ist dem Spitalsaufenthalt oder dem Heimeinzug ein Sturz vorangegangen?
- Gibt es Verhaltensauffälligkeiten, wie z. B. Verwirrtheit, Desorientiertheit, Agitiertheit und motorische Unruhe?
- Will der/die PatientIn/BewohnerIn oft die Toilette besuchen?
- Besteht eine Sehbehinderung?
- Existiert ein Hilfsbedarf beim Transfer und Gehen?
- Im Assessmentinstrument wird auch die Einnahme von Sedativa, Antidepressiva und/oder Opiaten/Opioiden hinterfragt. Die Beobachtungen werden in eine Skala eingetragen und bewertet. Daraus ergibt sich ein Score, der das Sturzrisiko des Patienten/der Patientin widerspiegelt.

In der Praxis empfiehlt es sich somit, zunächst PatientInnen hinsichtlich ihrer **Sturzgefährdung** einzuschätzen (Risikoassessment – siehe Anhang, S. 163). Bachner et al. (2009) empfehlen bei allen älteren und betagten Menschen, in der Akut- und Langzeitpflege ein Sturzfokusinstrument (Strativy oder Morse) einzusetzen:

- gezieltes Fragen nach Stürzen, Straucheln und Stolpern
- Ermitteln von intrinsischen und extrinsischen Risikofaktoren
- Erkennen einer latenten Gangstörung (unregelmäßige Schwankungen, Stolperneigung, Greifen nach Halt, Stehenbleiben während des Sprechens; kleine, unregelmäßige Schritte; reduzierte Ausdauer beim Gehen, unvollständiges und nicht seitengleiches Abheben der Füße)
- Einbeziehung der Faktoren in die Sturzbeurteilung

Verringerung sturzrelevanter Faktoren durch das Setzen von **Maßnahmen** (spezifische Interventionen):

- ausreichende und wiederholte Information und Orientierung zum Wohnumfeld und zum personellen Umfeld

- bei regelmäßigen Toilettengängen und Mobilisation (wenn RisikopatientIn) begleiten
- anaboler Aufbau bei Malnutrition und ausreichende Kalzium- und Vitamin-D-Zufuhr (gesunde Ernährung)
- mechanisch belastende Bewegungsprogramme zur Steigerung der Muskelkraft, der Knochenstabilität und der neuromuskulären Kapazität (Kräftigung und Haltungsschulung)
- Training der Balance und der Koordination (Gangschulung, Gleichgewichtsschulung, Einüben von Schutzschritten, Fall- und Aufstehtraining)
- Anpassung der Wohnumgebung und Bereitstellung von Hilfsmitteln – Hausbesuch mit Risikoeinschätzung und Beratungsgespräch durch eine Pflegefachkraft (Entfernung von Sturzrisikofaktoren durch gezielte Veränderung der Wohnumwelt in Abhängigkeit vom Funktionsprofil und von den Bedürfnissen der Betroffenen)
- Beratung für besondere Situationen (Küchen- und Hausarbeit, Selbsthilfetraining und alltagsorientiertes Training, wie z. B. morgendliches Aufstehen, Transfers, WC-Gänge, Treppensteigen, sonstige Lebensaktivitäten)
- Brillenanpassung, Hörgerät überprüfen (Korrekturen von Sehfähigkeit und Gehör)
- sicheres Schuhwerk, passende Kleidung, richtige Verwendung von Gehhilfen, Wartung von Rollstühlen
- Behandlung ursächlicher Erkrankungen (Interventionen bei psychischen Erkrankungen, Behandlung von sturzbedingten depressiven Zuständen – Depressionen führen zu einem höheren Sturzrisiko – anxiolytische Therapie)
- Frühmobilisation nach Unfällen und Krankheiten
- Schulung des betreuenden Personals (Risikoassessment, Dokumentation der Interventionen, Ereigniserfassung, Ergebnisberichte) und gezielte Angehörigeninformation
- knochen- und weichteilschützende Maßnahmen (Hüftprotektoren)

PatientInnenstürze werden analog zu den Standards erfasst und dokumentiert, der Pflegeplan wird adäquat angepasst („**Ergebniserfassung**“ – siehe Sturzprotokoll im Anhang auf S. 164), um Verletzungen bei wiederholten Stürzen zu vermeiden bzw. die Sturzfolgen so gering wie möglich zu halten.

Neben den medizinisch apparativen Untersuchungen müssen bei der Sturzabklärung die **funktionellen und kognitiven Fähigkeiten** der Betroffenen sowie ihre Potenziale hinsichtlich der **Lebensaktivitäten** erfasst werden, liegt doch gerade dort oft die eigentliche Ursache des Übels. Wie bereits angesprochen, ist die Beschäftigung mit dem **häuslichen Umfeld** ein unverzichtbarer Bestandteil der Therapie. Dabei ist zu beachten, dass die Berichte der Betroffenen selbst, die ja normalerweise unbedingt wieder nach Hause wollen, häufig rosarot gefärbt und von den wahren Verhältnissen weit entfernt sind. Deshalb ist häufig ein Hausbesuch notwendig, wobei neben dem Hausarzt bzw. der Hausärztin auch die Pflegefachkraft (**differenzialdiagnostischer Ausgang nach Böhm**) naturgemäß eine zentrale Rolle spielt. Böhm konnte mittels Studien belegen, dass durch ein **strukturiertes Vorgehen** die häusliche Selbstständigkeit von PatientInnen über deutlich längere Zeiträume aufrechterhalten werden kann. Das macht sich auch gesamtwirtschaftlich rasch bezahlt. Weiters muss jede **Behandlung von Sturzfolgen** (= Prävention) funktionell erfolgen. Denn in den Aktivitäten des täglichen Lebens zählt nicht nur die Funktionsfähigkeit einzelner Organe. Letztlich entscheidet die **Funktionalität des Gesamtorganismus** über die Fähigkeit, selbstständig zu leben. Daher sind neben der Medizin die Krankengymnastik, physikalische Therapie, Ergotherapie und pflegerische Beratung unverzichtbare Bestandteile einer ausreichenden Sturzbehandlung.

3.5.6 Pflege bei Sturzgefahr und Sturz – Fallbeispiel

Situationsbeschreibung

Ein 78-jähriger Mann ist verwirrt (zeitlich, örtlich, situativ) und versucht immer wieder, allein aufzustehen; er klagt über Schwäche in den Beinen. Im Nachtdienst wurde er bereits öfters außerhalb des Bettes am Boden (Zimmer/WC) aufgefunden. Er wurde über das Bedienen der Glocke informiert, vergisst aber darauf.

Pflegediagnose

Sturz, hohes Risiko (vgl. Stefan et al. 2003, S. 482–486).

Risikofaktoren

Anamnestisch bekanntes Sturzgeschehen; beeinträchtigter Geisteszustand (Demenz); verminderte Kraft in den unteren Extremitäten.

Pflegeziele

Der Patient erkennt die Notwendigkeit, Hilfe anzufordern, um Stürze zu vermeiden; Einschätzung, Bewertung und Vermeidung weiterer Stürze.

Pflegemaßnahmen

Ermitteln der Risikofaktoren:

- Ermitteln Sie die Risikofaktoren bezüglich der individuellen Situation und das Ausmaß der Gefährdung.
- Beachten Sie Alter, Geisteszustand, Geschicklichkeit und die Beeinträchtigung der Beweglichkeit und des Gangbildes.

- Erheben Sie die Anzahl der Unfälle und die Umstände des jeweiligen Unfalls: Tageszeit, sich fortsetzende Beschäftigungen, im Gang befindliche Aktivitäten.
- Klären Sie, ob in der Regel andere Personen anwesend sind.
- Achten Sie auf Wirkungen und Nebenwirkungen von verordneten Medikamenten.
- Führen Sie ein Sturzprotokoll.

Treffen von Sicherheitsvorkehrungen:

- Helfen Sie dem Betroffenen, sich in der eigenen Umgebung zu orientieren. Sehen Sie zu, dass die Rufmöglichkeit verwendet wird – demonstrieren Sie dazu immer wieder die Handhabung und sorgen Sie dafür, dass sie stets in Griffnähe ist.
- Stellen Sie das Bettniveau möglichst tief. Arretieren Sie die Räder an Betten/fahrbaren Möbelstücken.
- Helfen Sie bei Aktivitäten, die mit Sturzgefahr verbunden sind (WC-Gang). Sorgen Sie für gut sitzende und rutschfeste Schuhe.
- Gestalten Sie die Umgebung des Betroffenen sicher.
- Vermeiden Sie unnötige Bettruhe und Liegezeit.

Fördern des Wohlbefindens:

- Informieren, schulen und beraten Sie den Betroffenen und die Bezugspersonen über Risiken und mögliche Sicherheitsmaßnahmen.
- Besprechen Sie Veränderungen im Lebensumfeld, die notwendig sind, um Stürze zu verhüten.

Vertiefung des Lernstoffes

Zusammenfassung

Die Tatsache, dass 50 % der BewohnerInnen von Alten- und Pflegeheimen mindestens einmal im Jahr stürzen, zeigt die Bedeutung von Sturzprävention und Behandlung von Sturzfolgen. Die folgenreichste Verletzung bei Stürzen ist die Oberschenkelhalsfraktur, die aber meist weitere schwerwiegende Konsequenzen nach sich zieht. Die Rehabilitation bei hochbetagten Menschen ist langwierig und kaum erfolgversprechend. Das Wissen über Sturzursachen, Sturzfolgen und Sturzbehandlung macht sehr eindrücklich verständlich, dass prophylaktische Maßnahmen erforderlich und sinnvoll sind.

Zum Üben

1. Diskutieren Sie die Bedeutung von Stürzen im Alter.
2. Welche Sturzursachen kennen Sie?

3. Erläutern Sie die Sturzfolgen und geben Sie Auskunft über Sturzbehandlung und Sturzprävention.
4. Zählen Sie wesentliche Aspekte zur Pflegediagnose „Sturz, hohes Risiko" auf.

Apoplexia

kommt aus dem Griechischen = vom Schlage gerührt, betäubt.
Die Bezeichnung *„Schlaganfall"* oder der *„Schlag"* ist eine volkstümliche Bezeichnung.

3.6 Schlaganfall (Apoplexia cerebri)

Das Schlaganfallrisiko steigt mit zunehmendem Alter und verursacht häufig bleibende Behinderungen (vgl. Allgeier/Kämmerle-Hofrichter 2005). Es nimmt auch bedingt durch die demografische Entwicklung an Inzidenz zu (vgl. Luft/Weller 2009, S. 1285). Der zerebrovaskuläre Insult ist auf eine akute Durchblutungsstörung des Gehirns zurückzuführen, wobei bei ca. 85 % der Betroffenen eine massiv herabgesetzte Blutversorgung (ischämischer Insult) und bei ca. 15 % der Betroffenen eine Blutung (hämorrhagischer Insult) als Ätiologie angeführt werden kann. Durch die akute vaskuläre Unterversorgung bekommt das Gehirn zu wenig Sauerstoff und die Gehirnzellen beginnen abzusterben.

Der Schlaganfall ist weltweit gesehen die zweithäufigste Todesursache und hat oft eine schwere Behinderung als Folge. In Österreich haben jährlich ca. 20.000 Menschen einen Schlaganfall. Es kommt in Österreich somit alle 30 Minuten zu einem Schlaganfall. Die medizinische Versorgung, insbesondere die Diagnostik in den Stroke Units, hat sich so verbessert und entwickelt, dass die Schlaganfallfolgen massiv herabgesetzt werden konnten. Trotzdem leiden ca. 60.000 ÖsterreicherInnen unter den Schlaganfallfolgen. SchlaganfallpatientInnen stellen ein großes Kontingent langliegender Dauerpflegefälle und tragen so auch zu hohen Spitalskosten und zur allgemeinen geriatrischen Versorgung (neben sozialmedizinischen Problemen) bei. Österreich verfügt heute bereits über eine nahezu flächendeckende Infrastruktur von spezialisierten Schlaganfallstationen (Stroke Units). Diese bieten in der Akuttherapie gezielte und optimale Behandlungsmöglichkeiten an (vgl. Positionspapier der österr. Gesellschaft für Schlaganfallforschung 2009).

3.6.1 Pathophysiologie

Von pathophysiologischer Seite aus betrachtet ist der Schlaganfall sehr eng mit der Gefäßverkalkung und den mit diesem Prozess in Verbindung stehenden Auswirkungen verknüpft. Nachfolgende Vorgänge können dabei eine wichtige Rolle spielen:

Die Symptomatik eines ischämischen Insultes ist Folge

- einer Thrombose, die als langsam fortschreitender Prozess im Rahmen einer Arteriosklerose bis zum Gefäßverschluss einer Hirnarterie oder einer hirnversorgenden Arterie führt.

- eines embolischen Geschehens, welches sich nicht selten im Rahmen von Herzfehlern, bei Vorhofflimmern oder einer arteriosklerotisch geschädigten Kopfschlagader (*A. carotis interna*) zuträgt.

Die Symptomatik eines hämorrhagischen Insultes ist Folge

- einer durch chronischen arteriellen Hochdruck bedingten Blutung.
- einer *Subarachnoidalblutung*, die auf ein *ruptur*iertes Hirnbasis-Arterien-Aneurysma zurückzuführen ist.
- einer Tumorblutung.

Anamnestische Merkmale	Ischämischer Insult	Hämorrhagischer Insult
Vorerkrankungen	Arteriosklerose, Vorhofflimmern, Herzinsuffizienz, *TIA*, *Amaurosis fugax*	Hypertonie, Antikoagulation, Gerinnungsstörungen, Drogen- und Alkoholabusus, Hirntumor
Zeitpunkt	früher Morgen	tagsüber
Beginn	langsam progredient; Unwohlsein	abrupt; Übelkeit, Erbrechen
Entwicklung	innerhalb von Stunden und Tagen	akut innerhalb von Minuten
Bewusstsein	normal; eventuell wenig beeinträchtigt	stärker beeinträchtigt, rasche Verschlechterung
Kopfschmerzen	selten, evtl. leichter Kopfdruck	evtl. sehr stark (SAB)
neurologische Ausfälle	nur unvollständige Teillähmungen	hochgradige Paresen, meist Hemiplegie
Hirndruck	selten (nur bei großem, ausgedehntem Infarkt oder sekundärer Einblutung)	rasch einsetzend, Mittelhirnkompression, zentrale Atemstörung, Koma

(Vgl. Hafner/Meier, 2005, S. 396)

Tabelle 3.4
Übersicht Ischämischer und Hämorrhagischer Insult

Das vorzeitige und rechtzeitige Erkennen der typischen Anzeichen eines Schlaganfalls kann lebensrettend sein und wirkt sich äußerst positiv auf den späteren Behandlungs- und Komplikationsverlauf aus. Schnellstes und gezieltes Handeln ist daher sehr wichtig und kann über Leben und Tod entscheiden. Das Eruieren der Schlaganfallätiologie ist wichtig, um ein mögliches Rezidivrisiko und spezifische Präventionsstrategien zu beginnen.

3.6.2 Typische Warnzeichen eines Schlaganfalls

Es kommt relativ häufig vor, dass der Manifestation eines Gehirnschlags zeitlich verschieden lange Vorboten vorausgehen können. Daher kann

Subarachnoidalblutung (SAB)

Blutung unter der Arachnoidea (spinnwebartige Membran). Die Arachnoidea ist eine der drei das Gehirn schützenden Meningen (Hirnhäute).

Ruptur

Zerplatzen bzw. Zerreißen eines Gefäßes

Chronisches Vorhofflimmern hat bei Personen, die älter als 69 Jahre sind, eine Prävalenz von 5–8 % und birgt ein hohes Risiko für embolische Komplikationen, vor allem für einen zerebralen Insult. Dieses Risiko kann durch eine Antikoagulation wirksam gesenkt werden. Risiken wie z. B. erhöhte Sturzneigung im Alter, schlechte Compliance, schwere Begleiterkrankungen mit möglicherweise erhöhter Blutungsneigung wie Malignome, hämatologische Erkrankungen oder schwere Leberfunktionsstörungen sind gegenüber dem Nutzen einer Antikoagulation aus fachmedizinischer Sicht abzuwägen (vgl. Marty et al. 2003, S. 801 ff.).

TIA

transitorische ischämische Attacke

Amaurosis fugax

kurzzeitig andauernde, vergängliche (reversible) einseitige Erblindung, die nicht selten für einige Sekunden bis Minuten bei einer TIA in Erscheinung tritt

Prodrom

Vorzeichen, Vorläufer, Warnsymtom; *prodromal* = vorauseilend, vorangehend

Vorläufer eines Schlaganfalles sind oftmals eine TIA oder ein PRIND (prolongiertes, reversibles, ischämisches neurologisches Defizit).

dysphorisch

grantig, gereizt, launisch

passager

vorübergehend vorliegend

bulbäre Sprache

Sprechstörung, die durch Schädigung eines bzw. mehrerer Hirnnervenkerne (V./VII./X./XII), welche sich bulbär (in der Medulla oblongata) befinden, bedingt ist

fokal

von einem defekten Hirnareal ausgehend

man auch von sogenannten *Prodromen* sprechen. Es ist für das pflegerische und medizinische Fachpersonal absolut wichtig, diese Prodrome zu beobachten, zu erkennen und daraus Maßnahmen abzuleiten. Die rasche gezielte Behandlung einer chronischen Hypertonie, die Therapie von Gerinnungsstörungen oder eine indizierte Operation, z. B. einer arteriosklerotisch veränderten Arteria carotis, kann einem Schlaganfall vorbeugen. Prodrome sind bei ischämischen Insulten häufiger als bei hämorrhagischen Insulten.

Langzeitprodrome:

- Kopfdruck
- allgemeine Ermüdbarkeit
- allgemeines Unwohlsein
- Beeinträchtigung des Schlafes
- Schwindel
- Brechreiz
- Unruhe
- psychopathologische Symptome wie z. B. Merkfähigkeitsstörungen, Gedächtnisstörungen, Verwirrtheit, depressive und *dysphorische* Verstimmung
- *passagere* Schwäche in einer Extremität (z. B. ein Sturz gehört immer abgeklärt!)
- Gefühlsstörungen und Missempfindungen einer Extremität
- Stuhlabgang (nicht obligat)
- Herabhängen eines Mundwinkels (schiefer Mund)
- Aphasie und Dysarthrie oder *bulbäre Sprache*
- Amaurosis fugax und transitorische Gesichtsfelddefekte
- *fokal*isierte epileptische Anfälle (vgl. Hafner/Meier 2005, S. 397 ff.)

So wie ischämische und hämorrhagische Insulte ohne Prodrome auftreten können, kann es auch sein, dass beim Auftreten von Prodromen im Sinne einer TIA es z. B. nicht zu einem Hirnschlag kommen muss. Es ist aber absolut erforderlich, dass in jedem dieser Fälle eine medizinische Abklärung und bei Notwendigkeit eine adäquate Therapie nachgeschaltet wird.

Plegie

vollständige Lähmung

Hemiparese

Halbseitenlähmung

Fazialisparese

zentrale Gesichtslähmung (etwa bei Schlaganfall) mit Lähmung der mimischen Muskulatur der Gegenseite

Es kann nicht davon ausgegangen werden, dass der Laie/die Laiin die Symptome eines Schlaganfalls erkennt und sofort den Notarzt bzw. die Notärztin ruft. Allzu oft wird abgewartet, um keinen Fehlalarm zu verursachen und belächelt zu werden. Die Betroffenen lassen leider viel zu viel Zeit verstreichen, weil ihnen nicht klar ist, dass der Schlaganfall eine hochdramatische Situation darstellt, bei der es um Minuten geht und bei der schnelles, richtiges Handeln große medizinische Erfolge zeigen würde. Nur in den ersten drei bis vier Stunden (therapeutisches Fenster) hat die Medizin die Möglichkeit, SchlaganfallpatientInnen so zu behandeln, dass die Betroffenen diesen lebensbedrohlichen Zustand ohne schwere Nervenzellschäden überstehen. Der Schlaganfall ist ein medizinischer Grenzfall und es kommt auf jede Minute an. Eine sofortige Behandlung durch einen Arzt/eine Ärztin kann schwerwiegende Komplikationen verhindern bzw. Leben retten. Die Einweisung in eine neurologische Klinik oder spezielle Schlaganfallstation (Stroke Unit) und die adäquate Behandlung verhindern den neuronalen Zelltod im Gehirn. Leider kommen viele SchlaganfallpatientInnen oft viel zu spät. Vorwarnzeichen werden nicht richtig erkannt (z. B. verwaschene Sprache am Vortag), unterbewertet und kein Arzt/keine Ärztin wird hinzugezogen. Wenn das therapeutische Zeitfenster abgelaufen ist, kann eine hilfreiche Therapie oft nicht mehr richtig greifen.

3.6.3 Symptome bei einem Schlaganfall

Die folgende Symptomatik ist typisch für den sehr häufig auftretenden Verschluss der Arteria cerebri media bzw. Arteria carotis interna:

- gesichts- und armbetonte kontralaterale Hemi*plegie* oder *Hemiparese* (die Lähmung ist anfänglich schlaff und wird später spastisch)
- *Fazialisparese*
- kontralaterale halbseitige Sensibilitätsstörungen
- kontralateraler halbseitiger Gesichtsfeldausfall
- Apraxie durch motorische, sensible und sensorische Ausfälle
- bei Befall der dominanten Hirnhälfte Aphasie, *Dyskalkulie*, *Dyslexie*, *Dysgrafie*
- bei Befall der nichtdominanten Hirnhälfte rechts Raumorientierungsstörungen, *Hemineglect* für den linken Raum, *Anosognosie*
- Bewusstseinsstörungen (Benommenheit bis Koma)
- Verwirrtheit
- Störungen im Bereich der Harnkontinenz
- Veränderung im Bereich der Emotionalität, des Antriebes und des Affektes (reaktive Depression) sowie der sozialen und interaktiven Fähigkeiten

Spezifische Symptomatik bei Mitbeteiligung der Arteria basilaris:

- Drehschwindel
- Übelkeit und Erbrechen
- anfallsartige Hörstörungen oder Ohrgeräusche
- „drop attacks" (plötzliches Hinfallen)
- Schluck-, Sprech-, Sehstörungen
- Störungen des Nervus oculomotorius (Doppelbilder, Nystagmus)
- bei komplettem Basilarisverschluss: *Para- und Tetraparese* und *Locked-in-Syndrom* (vgl. Grunst/Sure 2006, S. 78; Hafner/Meier, 2005 S.407).

Dyskalkulie
Unfähigkeit, Rechenleistungen zu erbringen

Dyslexie
Lesestörung

Dysgrafie
Schwierigkeiten beim Schreiben

Hemineglect
ist die Nichtbeachtung von Reizen verschiedener Modalitäten wie z.B. visuelle, akustische, taktile Sensationen. Die PatientInnen negieren die betroffene Körperseite und wenden sich der nicht betroffenen Seite zu (vgl. Stuckrad-Barre/Ruprecht 2013, S. 11).

Anosognosie
Umstand, dass eine Behinderung bzw. eine Erkrankung geleugnet wird (vgl. Hafner/Meier 2005, S. 285).

Paraparese
Lähmung der beiden oberen Extremitäten oder der beiden unteren Extremitäten

Tetraparese
Lähmung aller vier Gliedmaßen

Locked-in-Syndrom
komplette Lähmung aller Extremitäten sowie annähernd aller motorischen Hirnnerven, wobei das Bewusstsein erhalten ist; geringe Lidbewegungen und Augenbewegungen sind mitunter möglich (vgl. Reuter 2004, S. 1268)

Diagnostik:

- klinische Untersuchung durch einen Facharzt/eine Fachärztin
- BZ (ein hypoglykämisches Koma kann wegen der Symptomatik Bewusstlosigkeit und vorübergehender Halbseitensymptomatik als Schlaganfall verkannt werden)
- BB, BSG, Kreatinin, Elektrolyte, Gerinnungsstatus (Quick, PTT)
- EKG (z. B. Vorhofflimmern, was eine Gerinnselbildung begünstigt)
- EEG
- CT bzw. bei Notwendigkeit ein MRT
- eventuell Angiografie

Komplikationen:

- Pneumonie
- Harnverhalten und/oder Harninkontinenz
- Dehydratation
- Sturzgefahr (Halbseitenlähmung, Gangunsicherheit, Schwindelneigung)
- neuropsychologische Defizitsymptomatik (Aphasie, Apraxie, Hemineglect, Fazialisdefizit)
- anfallsartiges Weinen durch Affektinkontinenz
- reaktive Depression
- Epilepsie
- *subluxierte Schulter* (Pflegefehler können zu einer schmerzhaften Schulter führen)
- Schulter-Hand-Syndrom (ödematöses Anschwellen)
- Pusher-Syndrom (ca. 30 % der linksseitig gelähmten PatientInnen drücken mit ihrer weniger betroffenen Seite auf die stärker betroffene Seite)

Subluxation der Schulter

Ausrenkung, z. B. durch Reißen und Ziehen am Oberarm

3.6.4 Therapie

Bei einem Ischämischen Insult:

- Überwachung der Vitalzeichen
- Überwachung und Sicherstellung der Atmung und Gabe von Sauerstoff nach AVO (bei Atemstörungen Atemwege freimachen, Absaugen, eventuell Intubation und Beatmung)
- Sicherung der Herz-Kreislauf-Stabilität (Regulierung der RR-Situation)
- Korrektur einer möglichen BZ-Entgleisung
- Überprüfung der Bewusstseinslage
- Fibrinolyse-Therapie (rt-PA)
- operative Ballondilatation bzw. Ausräumung von Verengungen der Gefäße
- Prophylaxen (Dekubitus, Pneumonie, Kontrakturen, Inkontinenz)

- Rezidivprophylaxe mit Thrombozytenaggregationshemmer (CAVE: Magenblutung) bzw. eine Kombination von niedrig dosiertem unfraktionierten Heparin (UFH) und einem Thromboaggregationshemmer wie z. B. Aspirin. Gerade diese Kombination soll sich laut dem Ergebnis eines Studienreviews von Berge und Sanderrcock positiv in Bezug auf die Senkung von Mortalität und Pflegebedürftigkeit auswirken (vgl. Berge/Sandercock 2003, S. 956 ff.)
- Normalisierung eines chronischen Hochdrucks
- Behandlung von Herzrhythmusstörungen

Bei einem Hämorragischen Insult:

- Operation zur Ausschaltung der Blutungsquelle
- operative Ausräumung der Blutung
- Blutungsdrainage
- externe Ventrikeldrainage (Ableitung von Hirnflüssigkeit)

Eine weitere medizinische Methode, um schwere Folgeschäden zu vermindern und die Überlebensrate zu steigern, ist die **Hypothermie**. Dieses therapeutische Vorgehen wird derzeit noch experimentell erprobt, zeigt aber sehr positive Ergebnisse. Wird die Körpertemperatur auf weniger als 35 Grad abgesenkt, braucht das Gehirn weniger Sauerstoff, der Stoffwechsel wird verlangsamt und das Gehirn so in eine Art Winterschlaf versetzt. Schädigende Mechanismen werden durch die Unterkühlung reduziert. Es ist durch internationale Studien belegt, dass bei einer Hypothermiebehandlung weniger Hirnzellen absterben. Der/die SchlaganfallpatientIn bleibt dabei wach. Nach 24 Stunden Kühlung wird der/die PatientIn langsam wieder aufgewärmt.

Physio-, Ergo- und Logotherapie:

- Befunderhebung, die in sensomotorischer Hinsicht auf Bewegungsfähigkeit, Leistungsfähigkeit (Kraft, Ausdauer) und auf Alltagsfunktionalität sowie auf Einschränkungen, wie z. B. Spastik, abzielt (Barthel-Index, Erweiterter Barthel-Index)
- richtige Lagerung (Bobath-Konzept)
- Gehtraining zur Wiederherstellung der Gehfähigkeit
- Ausgehtraining zur Verbesserung der Mobilität im außerhäuslichen Bereich bzw. außerhalb des Wohnheimes
- Erstellen von aufgaben- und alltagserforderlichen Trainingsprogrammen (eine zu Beginn schlaffe Lähmung geht innerhalb kurzer Zeit in eine spastische Lähmung über)
- konsequente aktive motorische repetitive Übungen von alltagstauglichen und alltagsnotwendigen Aktivitäten, die es zuvor zu erkunden gilt
- Schulung der Angehörigen in der Hilfeleistung bei Transfers, beim Gehen und in der Verrichtung von den ATLs

Der **Erweiterte Barthel-Index** zielt auf die Beurteilung kognitiver Leistungen ab. Verstehen, sich verständlich machen, soziale Interaktion, Lösen von Alltagsproblemen, Gedächtnis, Lernen und Orientierung sowie visuelle Wahrnehmung und Neglect werden mit diesem Test erfasst.

- Eine zeitintensive (d. h. tägliche) logopädische Therapie zu Beginn scheint bessere Ergebnisse zu erzielen als eine niederfrequente Therapie über einen längeren Zeitraum (vgl. Engelter 2006, S. 491).

3.6.5 Allgemeine pflegerische Maßnahmen

- Koordination der fachspezifischen Berufsgruppen wie Physiotherapie, Ergotherapie, Logopädie, Diätologie und SozialarbeiterInnen
- Vitalwertekontrolle (RR, Puls, Atmung, BZ) und lückenlose Dokumentation
- Verlaufsevaluation des Pflegebedarfs und Aktualisierung der Pflegeplanung
- bei Entlassung Erheben des momentanen Pflegebedarfs (ADLs – Barthel-Test) und der IADLs (Instrumentelle Aktivitäten des täglichen Lebens)
- Beratung durch das Care-Case-Management und die Organisation von Pflegehilfsmitteln für das häusliche Umfeld sowie TherapeutInnen für die Förderung der Alltagsfunktionalität, wie z. B. Verbessern der Kraft und Ausdauer, Gangsicherheit, Selbstständigkeit beim Ausführen der Aktivitäten des täglichen Lebens (Physiotherapie, Ergotherapie, Pflegefachpersonal und Hilfspersonal)
- regelmäßige Hausbesuche des pflegerischen Fachpersonals für eine Neubewertung des Pflegebedarfes und der physischen sowie psychischen Überlastungen der pflegenden Angehörigen
- Einfache und kreative Hilfsmittel können die Hilflosigkeit reduzieren (Meterstab als Einsteckhilfe beim Kartenspiel, angepasster Schuhlöffel usw.).
- Die Organisation von Besuchen und sozialen Kontakten sollte gut geplant werden. So kann etwas Abwechslung in den Alltag eingebracht werden. Besuche sollten zeitlich so angelegt werden, dass kein Stress verursacht wird. Verwandte und Bekannte sollen gezielt in die Betreuung miteinbezogen werden (Karten spielen, Spaziergänge durchführen, Beschäftigung usw.).

Spezielle Pflegemaßnahmen bei eingeschränkter Mobilität (Hemiparese, z. B. obere und untere Extremität):

- Hilfestellung bei der Körperpflege, wie z. B. beim Baden oder Duschen und beim Ankleiden (das Aus- und Anziehen verlangt vom Betreuungspersonal, aber auch vom bzw. von der Betroffenen sehr viel Geduld und Ausdauer. Zur Förderung der Selbst- und Eigenständigkeit sollte die Pflegefachkraft nur beratend zur Seite stehen und nur dann Unterstützung gewähren, wenn es wirklich notwendig ist)
- Durchführen prophylaktischer Maßnahmen je nach Krankheitssymptomatik und Allgemeinsymptomatik (Pneumonie, Thrombose, Dekubitus, Parotitis, Kontraktur)
- Erteilen von Tipps bei Zahnpflege, Ankleiden, Essen und Trinken

(Verwendung von einfachen Hilfsmitteln, wie z. B. haftende Unterteller, haftende und an einer Ecke aufstehende Halterung zum Brotstreichen und Brotschneiden, rutschfeste Haftunterlage für Marmelade, Eierbecher mit Haftmöglichkeit auf glatten Flächen)

- Motivation des Patienten bzw. der Patientin, regelmäßig Bewegungsübungen durchzuführen (Arbeit mit der betroffenen Seite → Übungen vorzeigen)
- Schmerzproblematik hinterfragen
- regelmäßige Ruhelagerung und therapeutische Lagerung nach Bobath durchführen
- Hilfsmittel bereitstellen, die die Mobilität verbessern können
- Übungen zur Reduktion von Spastikbildung regelmäßig durchführen
- Gleichgewichtstraining (veränderte Körperwahrnehmung) zur Vermeidung eines Sturzes
- Übernahme von Tätigkeiten, wie z. B. Einkäufe erledigen usw. Angehörige sollen bei der Durchführung von Pflegemaßnahmen und bei der Alltagsbewältigung eingebunden werden.

Spezielle Pflegemaßnahmen bei Ernährungs- und Schluckstörungen:

- Bei SchlaganfallpatientInnen besteht beim Essen und Trinken die Gefahr des Verschluckens. Es ist auf eine aufrechte Sitzhaltung bei den Mahlzeiten zu achten. Eine Schluckstörung (Dysphagie) führt relativ häufig zu Ess- und Trinkschwierigkeiten und bedingt als Folge Mangelernährung, die Gefahr einer zu geringen Flüssigkeitszufuhr und Komplikationen wie Aspiration mit Pneumoniegefahr.
- Abklärung der funktionellen Einschränkung und der situativen Ernährungssituation in Form eines Dysphagie-Screenings durch einen Arzt/eine Ärztin und eines GUSS-Tests durch einen Logopäden/eine Logopädin bzw. Pflegefachkraft (vgl. Stix 2010, S. 8 ff.)
- „Nutritional Risk Screening" (NRS-Test) nach J. Kondrup bei hospitalisierten PatientInnen bzw. „Mini Nutritional Assessment" (MNA-Test) bei PatientInnen im häuslichen Umfeld bzw. in einer Langzeitpflegeeinrichtung
- energetisch ausgewogene, vitamin- und mineralstoffhältige Nahrung als normale Ernährung
- an die Funktionalität angepasste Nährstoffkonsistenz
- eventuell enterale Ernährung über nasogastrale Sonde, PEG oder parenterale Ernährung nach AVO (blähende und stopfende Speisen sollten wegen der eingeschränkten Darmtätigkeit nicht konsumiert werden).
- Es ist notwendig, auf ausreichende Flüssigkeit zu achten, sofern nicht andere Diagnosen dagegensprechen.
- Kontrolle der Wangentaschen nach dem Essen und spezifische individuelle Mundpflege (die genaue Inspektion der Mundpflege durch die Pflegefachkraft ist dann wichtig, wenn die gelähmte Seite des Mundes weniger gespürt und dadurch vernachlässigt wird)

- Prothesen auf Passgenauigkeit prüfen
- Beobachtung der Kontinenz von Stuhl und Harn

3.6.6 Spezielle Pflegemaßnahmen bei neuropsychologischen und neurophysiologischen Beeinträchtigungen

- tägliche Verlaufskontrolle der motorischen, sensorischen und autonomen Defizite einschließlich der Dokumentation und Aktualisierung der Pflegeplanung sowie Weiterleitung von Besonderheiten bzw. Änderungen an den/die behandelnde/n Arzt/Ärztin
- Beobachtung von Stimmung, Affektivität und Antrieb (eventuell ergänzende psychiatrische Untersuchung)
- Überprüfung von Lidschluss, Visus, Gesichtsfeld und Beweglichkeit der Augen
- Bei einer Fazialislähmung (VII. Hirnnerv) und Fehlen des Lidschlusses ist ein Uhrglasverband und die Applikation von Augentropfen nach AVO erforderlich, um eine Austrocknung der Hornhaut des Auges mit Sehstörungen als Komplikation zu vermeiden.
- Bei einem Gesichtsfeldausfall und einer Visusstörung muss diesen Defiziten beim Durchführen der Pflegemaßnahmen adäquat Rechnung getragen werden. Blickkontakt und Ausführen der Pflegemaßnahmen im verbliebenen Gesichtsfeld sind ein wichtiger Kommunikations- und Kontaktkanal.
- AphasikerInnen, die sich schwer verständlich machen können, sollten nicht durch komplizierte Fragestellungen überfordert werden. Es eignen sich Fragen, die mit Ja oder Nein zu beantworten sind. Bei PatientInnen, die durch Fragestellungen nicht erreicht werden können, kann der Einsatz von nonverbaler Kommunikation erfolgreich sein (Interaktion mit Gestik und Mimik als Alternative). Mitunter ist es notwendig, durch die Anwendung verschiedenster Anschauungsmaterialien (alltagstaugliche Piktogramme bzw. Symboltafeln) und durch Vorzeigen adäquater Gegenstände die Bedürfnisse von AphasiepatientInnen zu ermitteln, wobei ein ausreichendes Symbol- und Leseverständnis vorliegen soll.
- Eine Gesichtslähmung (Fazialislähmung) hat häufig auch zur Folge, dass Essensreste im sensibilitätsgestörten Mundraum verbleiben. Daher ist es notwendig, den Mundraum nach jedem Essen zu kontrollieren und gegebenenfalls auszuräumen, damit zum einen einer Parotitisgefahr und zum anderen einer Aspirationsgefahr vorgebeugt werden kann.

3.6.7 Pflegende Angehörige

Der Schlaganfall ist ein enormer Einschnitt in das persönliche Leben des/der Betroffenen, aber auch in das der Angehörigen, und kann Belastungen, zwischenmenschliche Probleme, Ängste, Depression, Rückzug, Isolation, Schuldgefühle und Aggression auslösen. Daher ist auf eigene Bedürfnisse, Aktivitäten mit FreundInnen, Ausgleich, Entlastung der Angehörigen, Bekannten, FreundInnen besonders Wert zu legen. Aufopferung auf Dauer ist nicht die Lösung. Pflegende Angehörige sollten sich nicht scheuen, sich eine Auszeit zu nehmen und Sozialhilfe, häusliche Pflege, ambulante und teilstationäre Hilfe bzw., wenn notwendig, auch psychologische und psychotherapeutische Hilfe in Anspruch zu nehmen.

Vertiefung des Lernstoffes

Zusammenfassung

Der apoplektische Insult zählt zu den häufigsten neurologischen Erkrankungen mit zunehmender Inzidenz, bedingt durch die demografische Entwicklung. Gelingt es innerhalb kurzer Zeit (vier Stunden), eine wirksame Behandlung durchzuführen, so kann die Mortalität und die Prognose für ein unabhängiges Leben massiv verbessert werden (vgl. Luft/Weller 2009, S. 1285).

Ein Schlaganfall betrifft die ganze Persönlichkeit. Der/die Betroffene hat Sehstörungen, spürt eine der beiden Körperseiten nicht mehr und ist nicht fähig, diese Körperhälfte zu bewegen. Zudem ist er/sie mitunter nicht mehr in der Lage, zu sprechen und Situationen bzw. die Umgebung zu erkennen und zu verstehen. Erfolgt die medizinische Therapie schnell und adäquat, so können mithilfe von Krankengymnastik und gezielter Pflege Funktionsdefizite verbessert und Folgeschäden eingedämmt werden. Falsche Anwendung von Pflege und Krankengymnastik kann Schmerzen und Komplikationen verursachen.

Zur Klärung sozialer und beruflicher Angelegenheiten, aber auch der wohnlichen und finanziellen Situation kann gerade in der Frühphase der Rehabilitation das Case-Care-Management hilfreich sein. Es ist notwendig, bei persönlichen Problemen, Kontakt- und Interaktionsschwierigkeiten Hilfestellung zu erhalten. Nachbarschaftshilfe, Besuchsdienste, Beschaffung von Hilfsmitteln (Rollstuhl, Krücken, Gehbock usw.) können dabei Abhilfe schaffen.

Die Verwendung eines modernen Hauskrankenpflegebettes erleichtert die speziellen Lagerungen (Bobath-Lagerung) und die Durchführung pflegerischer Maßnahmen. Die elektrische Handhabung des Bettes unterstützt auch ein rückenschonendes Arbeiten des Betreuers bzw. der Betreuerin. Die Techniken der verschiedenen Lagerungsmöglichkeiten sollten durch eine Pflegefachkraft eingeübt werden. Durch eine adäquate Lagerung wird sowohl dem Wundliegen als auch einer eingeschränkten Atmung entgegengewirkt.

Die Fortschritte in der Rehabilitation sollten kontinuierlich dokumentiert werden. Jede noch so kleine Besserung motiviert den/die

Betroffene/n und die Angehörigen bei der gemeinsamen Arbeit zum Wiedereinstieg in das normale Leben.

Zum Üben

1. Welche Akut- und Langzeitprodrome kennen Sie?
2. Nennen Sie die wesentlichen Symptome eines Schlaganfalls.
3. Beschreiben Sie diagnostisches und therapeutisches Vorgehen.
4. Erläutern Sie Schwerpunkte der Ergo-, Physio- und Logopädie bei einem Schlaganfall.
5. Diskutieren Sie allgemeine und spezielle Pflegemaßnahmen bei einem akuten Schlaganfall.

4 Gerontopsychiatrie

Lernziel

Nach dem Studium dieses Kapitels sollten Sie ...

... Abbauerscheinungen aufzeigen können, die zu psychischen Veränderungen führen.

... das akute Zustandsbild beschreiben, die Hauptursachen des Delirs benennen und die Unterschiede zur Demenz darstellen können.

... die verschiedenen Ursachen, Arten und Stadien von Demenz kennen.

... mögliche Auswirkungen der Verhaltensänderungen auf das soziale Umfeld ableiten können.

... diagnostische und therapeutische Möglichkeiten bei Demenz und deren Formen kennen und Erkenntnisse bzw. bestimmte Maßnahmen im Rahmen der Pflege nutzen können.

... Ursachen, Symptome und Therapie der Altersdepression beschreiben können.

... typische Unterscheidungsmerkmale von Demenz und Depression aufzeigen können.

... Zeichen der Suizidgefährdung bei alten Menschen ursachenorientiert beschreiben können.

... zwischen Sucht, Abhängigkeit und Missbrauch differenzieren und das Suchtverhalten von alten Menschen erkennen können.

... die Rolle der Medizin und Pflege in der Entstehung von Abhängigkeiten kennen und Alternativen vorschlagen können.

4.1 Altersspezifische Besonderheiten und Einteilung psychischer Störungen

Die Anzahl älterer Menschen wird zunehmend größer. Mehr als zwei Drittel der Menschen sind auch im Alter über 65 Jahren psychisch gesund, bei etwa 25 % liegen psychische Störungen im weitesten Sinne vor (vgl. Vieten/Schram 2001, S. 429).

Das Ausscheiden aus dem Berufsleben, der Verlust nahestehender Personen, die Isolation durch das Wegziehen der eigenen Kinder, Autonomie- und Anerkennungsverluste, körperliche Erkrankungen, Störungen von Merkfähigkeit und Gedächtnis führen im mittleren und höheren Lebensalter zu Schwierigkeiten, Problemen und krisenhaften Zuständen, in denen Menschen depressiv, ängstlich oder verwirrt reagieren können. Die *Gerontopsychiatrie* ist ein Teilgebiet der Gesamtpsychiatrie, die sich mit derartigen **Problemen des Alterns** und **seelischen Krankheiten älterer Menschen** beschäftigt. Die häufigsten psychischen Erkrankungen bei älteren Menschen sind Depressionen und Demenzen. Es ist nicht einfach, psychische Erkrankungen und Störungen sinnvoll einzuteilen. Sehr häufig wird in der Literatur auf das **Triadische System nach Huber** verwiesen (vgl. Schramm/Vieten 2001, S. 279). Darin werden unterschieden:

Gerontopsychiatrie
Alterspsychiatrie.
Im Mittelpunkt stehen die psychischen Störungen alter Menschen.

- **Exogene Psychosen** (körperlich begründbar, außerhalb der Psyche entstanden) durch **hirnbeteiligende körperliche Erkrankungen** (Vergiftungen, Infektionskrankheiten, kardiale Dekompensation und andere interne Erkrankungen) oder primäre Hirnerkrankungen (entzündliche Hirnerkrankungen, Hirngefäßerkrankungen, Tumore, Epilepsie, Multiple Sklerose u. a.). Diese organischen Psychosyndrome können als Akutes Organisches Psychosyndrom (reversible Durchgangssyndrome ohne Bewusstseinsstörung bzw. mit Bewusstseinsstörung wie Dämmerzustand, Verwirrtheit, Delir) oder als Chronisches Organisches Psychosyndrom (irreversibler Zustand wie die Demenz) in Erscheinung treten.

Durchgangssyndrome:
- hyperästhetisch emotionaler Schwächezustand
- manisches Syndrom
- depressives Syndrom
- paranoid-halluzinatorisches Syndrom

- **Endogene Psychosen** (körperlich nicht begründbar, innerhalb der Psyche entstanden), wie etwa die **Schizophrenie** und **affektive Psychosen**. Der Ausdruck „endogen" ist nicht ganz korrekt, denn es ist schwierig zu beurteilen, ob eine Psychose rein endogen, also nur von innen heraus, völlig unabhängig von Körper und Umwelt entsteht. Ist eine Psychose körperlich nicht begründbar, das heißt, nicht auf definierbare Krankheiten zurückzuführen, die das Gehirn unmittelbar oder mittelbar betreffen, zählt man sie zu den Psychosen des schizophrenen und zyklothymen Formenkreises. Während die Schizophrenie durch eine schwere Störung der Gesamtpersönlichkeit mit Verlust von Einheit und Ordnung der Wahrnehmung, des Denkens, der Affekte und der Identität gekennzeichnet ist, handelt es sich bei der Zyklothymie um eine krankhafte Gemütsverstimmung, die sich in zwei entgegengesetzten Formen sowie in einer kombinierten Form der Manie und Depression entwickeln kann (vgl. Thiel et al. 1995, S. 97).

- Zu **Störungen des seelischen Wesens** zählen Extremvarianten wie Neurosen, Minderbegabung (geistige Behinderung), **Sucht**, **Persönlichkeitsstörungen** und **Sexualstörungen**. Diese Störungen zeigen Veränderungen hinsichtlich der Intelligenz, der Persönlichkeit, der sexuellen Triebanlagen und des Verhaltens. Die Grenzen zur Normalität können nur unscharf gezogen werden. Die Übergänge sind oft fließend. Die Ursachen sind letztlich meist ungeklärt. Man vermutet, dass genetische Anlagen, Entwicklungsstörungen, Umwelteinflüsse und soziale Faktoren eine Rolle spielen.

Im Folgenden werden **typische psychiatrisch-neurologische Erkrankungen** bzw. Probleme alternder Menschen kurz angeführt und später näher betrachtet. Die Leiden werden teilweise zwar auch in der „allgemeinen Psychiatrie“ beobachtet, haben im Alter jedoch meist eine besondere Variante und Färbung. Psychische Krankheiten zeigen nach Hinterhuber und Haring (1997, S. 23) im Alter nicht selten einen Symptom- bzw. Verlaufswandel: Die Krankheit kann einerseits mit fortschreitendem Alter geringer werden (z. B. bei neurotischen, Belastungs- und somatoformen Störungen, Persönlichkeitsstörungen und Schizophrenien); andererseits besteht auch die Tendenz zu ungünstigen Verläufen (z. B. bei einem Teil der affektiven Störungen).

Die psychiatrischen Erkrankungen:

- akutes Psychosyndrom (z. B. Delir)
- chronisches Psychosyndrom (z. B. Demenz)
- depressives Syndrom: Darunter werden die verschiedenen Arten von Depressionen, also von der endogenen Depression über die neurotische bis zur reaktiven Depression, zusammengefasst. Im Rahmen dieser Auffälligkeiten sind vor allem auch Symptome wie Schlafstörungen und Suchtentwicklung im Alter wichtig.
- Sucht im Alter
- hypochondrische Störungen und Angststörungen
- Suizidalität

4.2 Delir

4.2.1 Definition

Der **Verwirrtheitszustand** stellt, als die häufigste psychische Störung im Alter, eines der großen Handlungsfelder der Geriatrie dar. Nach der Internationalen Klassifikation psychischer Störungen der WHO, der ICD-10, und dem Diagnostischen und Statistischen Handbuch der American Psychiatric Association, DSM-IV, wird Verwirrtheit häufig synonym zum Begriff „Delir“ verwendet, Verwirrtheit ist medizinisch jedoch nur ein Teilsymptom des Delirs. Verwirrtheitszustände stellen nach aktuellen Literaturangaben bei 10–30 % der über 65-Jährigen den Grund für eine stationäre Aufnahme dar. Weitere 15–30 % der AlterspatientInnen entwickeln während des Aufenthaltes ein Delir, wobei die Häufigkeit nach operativen Eingriffen zwischen 20 und 60 % liegt (vgl. Erhart 2003, S. 236).

Das Delir ist eine Geistesstörung, eine akut auftretende **organische Psychose**, die zu Verwirrung mit Bewusstseinsstörungen, Orientierungsstörungen, Wahrnehmungsstörungen (Halluzinationen) und motorischer Unruhe führt. Das Delir kann bei jedem Menschen und in jedem Alter auftreten, ältere Menschen sind dafür besonders anfällig.

Nach Hasemann et al. (2007) steigt die Prävalenz von als delirant eingeschätzten PatientInnen in der Altersgruppe ab 90 Jahren exponenziell bis zu 39 % an. Diese haben eine höhere Mortalitätsrate während der Hospitalisation, eine höhere Pflegebedürftigkeit (durch vermehrte funktionelle Einschränkungen in den Aktivitäten des täglichen Lebens und die Verschlechterung einer bereits zuvor vorhandenen kognitiven Fehlleistung) und eine vermehrte Heimeinweisungsrate nach der Entlassung.

4.2.2 Ursachen

Dazu zählen Infektionen, Fieber, Stoffwechselentgleisungen (z. B. Hyperthyreose, Hypoglykämie), Hypoxien sowie Hyperkapnien, Leber- und Nierenkrankheiten, hypertone Enzephalopathie, Schädel-Hirn-Traumata, Hirntumor, Hirnmetastasen, Störungen der Liquorzirkulation und Intoxikationen (Alkohol, Drogen, Lösungsmittel), Medikamente (z. B. Antibiotika, Antihypertonika, Parkinsonmittel, Antidepressiva, Benzodiazepine, Diuretika). Weitere begünstigende Faktoren sind Mangelernährung, Operationen, Exsikkose (Dehydration), kardiale Dekompensation und hirnorganische Vorschädigungen.

Neuropsychiatrisch sind bei dementen PatientInnen delirante Zustandsbilder besonders häufig anzutreffen. Gerade bei DemenzpatientInnen können bereits kleine Veränderungen eine leichte situative Desorientierung in einen schweren Verwirrungszustand umkippen lassen: z. B. nach Zimmer- oder BetreuerInnenwechsel, nach einer unerwarteten Einweisung in das Krankenhaus, bei Verlegungen, Schmerzen, Harn- und Stuhldrang (vgl. Hafner/Meier 2005, S. 76).

4.2.3 Symptomatik

- Störungen der Aufmerksamkeit und der Merkfähigkeit
- qualitative und quantitative Bewusstseinsstörungen, etwa Bewusstseinseintrübung, -einengung, -verschiebung, Benommenheit, Somnolenz, Sopor
- Orientierungsstörungen (situativ, zeitlich, örtlich, personell)

- formale und inhaltliche Denkstörungen (verwirrte Gedankengänge, unzusammenhängendes Sprechen, wahnhaftes Denken)
- Wahrnehmungsstörungen (illusionäres Verkennen, Halluzinationen)
- psychomotorische Unruhe (ungeordneter Bewegungsdrang, Zittern, Schreibstörungen)
- agitierte Angst und Schreckhaftigkeit
- gesteigerte Suggestibilität
- Störungen im Schlaf-Wach-Rhythmus
- vegetative Symptomatik (Tachykardie, Hyperhidrosis, Hypertonie, Temperaturanstieg)

Kriterien des Delirs (nach DSM-IV, leicht modifiziert)

A) reduzierte Fähigkeit, die Aufmerksamkeit gegenüber äußeren Reizen aufrechtzuerhalten und auf neue Reize zu verlagern (Störung der Vigilität)

B) Denkstörungen (z. B. Perseverationen, Weitschweifigkeit)

C) mindestens zwei der folgenden Merkmale:

1. Bewusstseinsstörung (z. B. Schwierigkeit, während einer Untersuchung wach zu bleiben)
2. Wahrnehmungsstörung: Wahnwahrnehmungen, Illusionen oder Halluzinationen
3. Störungen des Schlaf-Wach-Rhythmus mit Schlaflosigkeit oder Schläfrigkeit bei Tage
4. gesteigerte oder verminderte psychomotorische Aktivität
5. Desorientierung bezüglich Zeit, Ort und Person
6. Gedächtnisstörungen, z. B. Unfähigkeit, sich neue Informationen einzuprägen oder sich an frühere Ereignisse zu erinnern

D) Die klinischen Merkmale entwickeln sich innerhalb einer kurzen Zeitspanne und fluktuieren gewöhnlich im Laufe des Tages.

E) entweder Punkt 1 oder Punkt 2:

1. Hinweis aufgrund von Anamnese, körperlichem Befund oder dem Ergebnis zusätzlicher technischer Untersuchungen auf einen spezifischen Faktor (oder Faktoren), der einen ätiologischen Zusammenhang mit der Veränderung nahelegt
2. Bei Fehlen derartiger Hinweise kann ein ätiologischer organischer Faktor angenommen werden, wenn eine nicht organisch bedingte psychische Störung ausgeschlossen werden kann.

4.2.4 Therapie

Therapeutisch ist die Suche nach den Ursachen, die das Delir ausgelöst haben, wichtig, da diese akute organische Psychose dann möglicherweise rasch zu beheben ist. Eine **internistische Basistherapie** ist erforderlich.

Das Delir ist gegenüber neurologischen Erkrankungen, wie z. B. akuten Durchblutungsstörungen des Gehirns, gegenüber psychiatrischen

Erkrankungen, wie z. B. Depression, und gegenüber organischen Syndromen, wie z. B. demenziellen Prozessen, abzugrenzen. Weiters ist besonders zu berücksichtigen:

- Elektrolytkontrolle, Elektrolytersatz
- Flüssigkeitskontrolle, Flüssigkeitsersatz
- Blutzuckerkontrolle, annähernde Normoglykämie
- Gabe von Nootropika (Antidementiva) – von einer Verbesserung der Mikrozirkulation und/oder des Hirnstoffwechsels erhofft man sich eine Verbesserung der Hirnleistung
- hochpotente Neuroleptika – als symptomatische Behandlung bei akuten paranoiden oder halluzinatorischen Zuständen (z. B. Haldol®)
- bei psychomotorischer Unruhe Sedierung mit niederpotenten Neuroleptika oder Benzodiazepinen (Buronil®, Esucos®, Truxal® – Achtung wegen Kreislaufproblemen!)

Da Benzodiazepine selbst Delirien auslösen können, sollte diese Medikamentengruppe außer bei Alkoholentzugsdelirien nicht primär, sondern nur in zweiter Linie eingesetzt werden, um z. B. Angst und Psychosezustände zu behandeln (Inouye 2006; zit. n. Hasemann et al. 2007, S. 199).

4.2.5 Pflege bei Delirium tremens – Fallbeispiel

Situationsbeschreibung

Ein 75-jähriger ehemaliger Hotelier, Herr Franz, hat seit über drei Monaten Magenbeschwerden; in den letzten Wochen erfolgte eine verminderte Flüssigkeits- und Nahrungsaufnahme. Die Hände des Kranken sind zittrig; er zeigt Gehschwierigkeiten und fühlt sich unsicher. Seit dem Vortag der Aufnahme sieht er „Hirngespinste“ und fühlt sich bedroht. Bei der Aufnahme blickt er fahrig umher, spricht mit jemandem, der nicht anwesend ist, und nestelt dauernd an seinem Schlafanzug. Er kann sich zeitlich, örtlich und zur eigenen Person nicht orientieren (findet z. B. nicht das WC).

Delirium tremens:
- **Alkoholentzugsdelir:** ausgeprägter Tremor, besonders der oberen Extremitäten, mit motorischer Unruhe im Zungen- und Lippenbereich, mit Wahrnehmungsstörungen und Desorientiertheit
- **Anticholinerges Delir:** Überdosierung von anticholinergen Pharmaka
- **Beschäftigungsdelir:** Die Betroffenen versuchen halluzinierend, ihrer vertrauten Tätigkeit nachzukommen
- **Dunkelzimmerdelir:** aufgrund des Wegfallens von Außenreizen

(vgl. Hinterhuber/Fleischhacker 1997, S 204 f.)

Pflegediagnose 1

- akustische und visuelle Sinneswahrnehmung beeinträchtigt
- Denkprozess verändert
- Verwirrtheit, akut
- Orientierung beeinträchtigt
- körperliche Mobilität beeinträchtigt

(Vgl. Stefan et al. 2003)

Ätiologie
Durch Alkoholabstinenz und Organdefizite bedingt (Alkoholmissbrauch).

Symptome
Angst, akustische und visuelle Halluzinationen, Veränderung der Problemlösungsfähigkeit, veränderte Auffassungsgabe, verändertes Kommunikationsmuster, Unruhe, Desorientiertheit, Verwirrtheit, falsche Interpretation der Umwelt, Gehschwierigkeiten, Zittrigkeit.

Pflegeziele
Der Patient ist in der Lage, die Situation, Therapie, Pflege und Sicherheitsmaßnahmen zu verstehen. Der Patient bleibt vor zusätzlichen Belastungen verschont (Verletzungen, Infektionen, Malnutrition und Stress). Er erlangt den gewohnten Bewusstseinszustand. Er akzeptiert den Behandlungsplan. Er fühlt sich ruhig und entspannt. Die Funktionstüchtigkeit des Bewegungsapparates ist verbessert. Der Patient versteht und spricht über ursächliche Faktoren.

Pflegemaßnahmen
- Ermitteln Sie das Ausmaß und den Grad der Desorientierung/Verwirrtheit (Bewusstsein, Aufmerksamkeit, Auffassung, Gedächtnis, Orientierung), führen Sie Verlaufskontrollen durch und dokumentieren Sie Veränderungen.
- Beobachten und dokumentieren Sie das Auftreten und die Veränderungen von Halluzinationen, Wahnvorstellungen und Verfolgungswahn.
- Klären Sie, wie sehr der Patient sich selbst und/oder seine Umwelt gefährdet.
- Machen Sie sich ein Bild von der Lebensgeschichte und den Wertvorstellungen des Patienten.
- Passen Sie die Kommunikation den Fähigkeiten des Patienten an (Empathie), bewahren Sie Ruhe und nehmen Sie eine wertschätzende und akzeptierende Haltung ein; geben Sie ihm die Möglichkeit, zu sprechen, „woher er kommt und wohin er geht“; tragen Sie zu einer kontinuierlichen und vertrauten Beziehung (Bezugspflege) bei.
- Fördern Sie das Wiedererlernen der Selbstpflegefähigkeiten des Patienten bei der Ausscheidung, beim Essen, Trinken und Ankleiden.
- Leisten Sie situationsbezogene Mithilfe bei der Therapie.
- Bringen Sie vertraute Dinge und Personen ins pflegerische Umfeld ein.
- Überwachen und dokumentieren Sie die Vitalzeichen nach Bedarf (RR, Puls, Atmung, Bewusstsein, Pupillen).

- Überlegen Sie sich eventuell notwendige Prophylaxen (Thrombose, Pneumonie-, Dekubitusprophylaxe, insbesondere bei Fixation, Obstipationsprophylaxe – vermeiden Sie nach Möglichkeit den Einsatz eines Blasendauerkatheters).
- Kontrollieren Sie prophylaktisch regelmäßig Brillen, Hörgeräte und Zahnprothesen.
- Gewähren Sie einen möglichst großen Handlungs- und Bewegungsspielraum sowie die Möglichkeit, sich zurückzuziehen, falls dies das Verhaltensspektrum zulässt.
- Achten Sie auf Verhaltensweisen, die auf Gewalttätigkeit schließen lassen, und unternehmen Sie die entsprechenden Schritte.
- Vermeiden Sie Reizüberflutung und Überforderung, negative Kritik, Argumente und Konfrontationen, um Kampf-/Fluchtreaktionen zu verhindern.
- Informieren Sie den Patienten über die Möglichkeit, an Selbsthilfegruppen teilzunehmen.
- Machen Sie sich ein Bild über Flüssigkeitshaushalt, Kreislaufverhältnisse, Blutzuckerwerte, Elektrolythaushalt, Medikamentenverträglichkeit (CAVE: Kumulation von Medikamenten und Medikamenten-Wechselwirkungen).
- Erklären Sie dem Patienten die Wichtigkeit der Kooperation in der Therapie.
- Fördern Sie eine soziale Eingliederung im Rahmen der individuellen Möglichkeiten.

Achtung: Bei oraler Gabe von Distraneurin® muss besonderes Augenmerk auf die Atemfunktion gelegt werden; bei einer Distraneurin®-Infusionstherapie ist die Therapie auf einer Intensivstation durchzuführen (vgl. Mischo-Kelling/Zeidler 1992, S. 621).

CAVE:
Malignes neuroleptisches Syndrom: Fieber, Rigor (Steifigkeit), Akinese (Bewegungslosigkeit), Bewusstseinsstörungen, Schwitzen, Tachypnoe (beschleunigte Atmung), Agranulouytose aufgrund gestörter Leukozytenbildung (vgl. Vieten/Schramm 2001, S. 331)

Pflegediagnose 2

- Nahrungsaufnahme, verändert (vgl. Stefan et al. 2003).

Ätiologie

Unvermögen, Nahrung zu sich zu nehmen, aufgrund einer alkoholtoxisch bedingten Gastritis und wegen massivem Zittern der Hände.

Symptome

Mitteilung über ungenügende Nahrungszufuhr, Abneigung gegen das Essen, Zittern bei der Nahrungsaufnahme.

Pflegeziele

Nachvollziehbar gesteigerte orale Nahrungsaufnahme; der Patient versteht die bekannten ursächlichen Faktoren.

Pflegemaßnahmen

- Ermitteln Sie die Ursachen, welche die Nahrungsaufnahme verhindern können, z. B. lockere Zahnprothese, und teilen Sie diese dem behandelnden Arzt bzw. der behandelnden Ärztin mit (die organische Abklärung ist dem Arzt bzw. der Ärztin vorbehalten).

- Klären Sie, inwieweit die fehlende Nahrungsaufnahme mit dem Zittern in Zusammenhang steht.
- Leisten Sie Mithilfe bei der diagnostischen Abklärung.
- Unterstützen Sie den Behandlungsplan, um die zugrunde liegenden Faktoren positiv zu beeinflussen.
- Sorgen Sie für eine angepasste Ernährung (entsprechend dem Wachzustand des Patienten – nächtlichen Verwirrtheitszuständen in Pflegeeinrichtungen sollte primär mit einer kleinen Mahlzeit begegnet werden; der fixe Essensrhythmus führt in manchen Häusern zu einer Nahrungskarenz von mehr als 14 Stunden; die Energiereserven sind im Alter jedoch deutlich vermindert).
- Verabreichen Sie Medikamente nach ärztlicher Anordnung und vergewissern Sie sich über deren verlässliche Einnahme.
- Sorgen Sie bei Bedarf für adäquate Mundpflege.

(Vgl. Stefan et al. 2003)

Bessert sich die körperliche Erkrankung bzw. bessern sich die beeinflussenden Faktoren, so bessert sich auch die psychische Störung. Zu beachten ist, dass DelirpatientInnen länger in stationärer Behandlung sind und daher der Aufenthalt auch komplikationsreicher verlaufen kann.

Vertiefung des Lernstoffes

Zusammenfassung

Die Gerontopsychiatrie befasst sich mit neuropsychischen Erkrankungen, wobei mehrere Dimensionen der Persönlichkeit eine Rolle spielen können. Die psychogenen Veränderungen sind sehr individuell und können nicht für alle alten Menschen verallgemeinert werden. Eine häufige Störung im Alter ist das Delir, eine akute organische Psychose, die durch verschiedenste organische Ursachen bedingt sein kann. Neben einer Vielzahl somatischer Erkrankungen und Ursachen führen bei älteren Menschen oft medikamentöse Interventionen zum Delir. Eine große Zahl von Substanzen kann auch in therapeutischen, und nicht allein in toxischen Dosierungen delirante Episoden auslösen. Ein schnelles Erkennen und frühzeitiges Behandeln ist sehr wichtig, wobei eine Unterscheidung zur Demenz wegen ähnlicher Symptomatik schwierig sein kann.

Zum Üben

1. Was verstehen Sie unter Gerontopsychiatrie? Welche psychischen Störungen und Probleme treten im Alter häufig auf?
2. Teilen Sie die psychischen Störungen nach Huber ein.

3. Führen Sie die wesentlichen Aspekte (Definition, Symptomatik, Therapie) in Bezug auf das Delir aus.
4. Welche Pflegediagnosen können Sie sich im Rahmen eines Delirs vorstellen?

4.3 Demenzen

4.3.1 Definition und Häufigkeit

Zu den wesentlichen möglichen **Abbauerscheinungen** im Alter gehören die Demenzen, sie machen den Menschen in hohem Maße von der Hilfe anderer abhängig, deshalb ist hier ärztliches und pflegerisches Handeln besonders wichtig.

Das Wort *Demenz* ist am besten mit **Verstandesverlust** zu übersetzen. Im Gegensatz zu Schwachsinn – der entweder ererbt ist oder durch Schäden vor, während und bald nach der Geburt entsteht – bezeichnet Demenz einen *Intelligenz***verlust**, der erst im späteren Leben eintritt. Jedes hirnorganische Psychosyndrom im Alter führt nach langer oder kürzerer Zeit zu einer Demenz, wenn die alten Menschen nicht an einer Krankheit sterben, bevor so erhebliche Störungen auftreten. Eine Demenz wird verursacht durch einen mehr oder weniger großen **Ausfall von funktionsfähigem Hirngewebe**. Es kann sich dabei um einen örtlich umschriebenen Hirngewebeverlust oder um zahlreiche über das Hirn verteilte kleinere Herde handeln, in denen Zellen zugrunde gegangen sind. Es kann auch ein allgemeiner Schwund des Hirngewebes eingetreten sein. Demenzen sind somit **organische psychische Störungen**, die mit einem Verlust intellektueller Fähigkeiten von solchem Ausmaß einhergehen, dass soziale und berufliche Funktionen deutlich beeinträchtigt sind. Das Defizit betrifft Gedächtnis, Orientierung, Urteilsfähigkeit, abstraktes Denken und verschiedene höhere kortikale Funktionen. Insgesamt kommt es zu einem **geistigen Leistungsdefizit**. Dazu gesellen sich auch affektive und produktive Störungen. Die Demenz führt nicht nur zu einer Reihe von negativen Folgen für den Betroffenen bzw. die Betroffene, sondern bedingt durch die zunehmende Pflegebedürftigkeit und Verhaltensstörungen auch psychosoziale Belastungen, vor allem bei den nächsten Angehörigen.

Demenz
aus dem lateinischen *mens, mentis* = Verstand, Geist. Von einer Demenz im engeren Sinn spricht man, wenn die Hirnleistungsfähigkeit so eingeschränkt ist, dass sie zu einer sozialen Beeinträchtigung führt und der oder die Kranke sich nicht mehr selbst versorgen kann.

Intelligenz
kann definiert werden als die Fähigkeit
- Muster zu klassifizieren
- zu lernen
- Schlüsse zu ziehen
- sich einen Eindruck über die Welt zu machen
- Ereignisse zu verstehen und zu interpretieren

(vgl. Nickerson, R. S. et al. 1985; zit. In. Solso, R. 2005, S. 424 ff.)

Nach der Berliner Altersstudie (1996) ist Demenz nach Depressionen die **zweithäufigste psychische Erkrankung** im Alter. Die Wahrscheinlichkeit von 65-Jährigen, an einer Demenz zu erkranken, liegt zurzeit bei 6 % (vgl. Kaspar 2006; zit. n. Rosenmayr/Böhmer 2006, S. 53). Entsprechend der Zukunftsprognose der WHO erhöht sich die Prävalenz der Demenz ab dem Alter von 60 Jahren alle weiteren fünf Lebensjahre um ca. 70 %. Ab dem 85. Lebensjahr soll es alle fünf Lebensjahre sogar zu einer Verdoppelung kommen. Um eine optimale

MCI („Mild Cognitive Impairment“) stellt das Übergangsstadium zwischen normalen kognitiven Altersveränderungen und beginnender Demenz dar. Anhand der Symptomatik, Anamnese, Labortests und Bildgebung kann der Arzt/die Ärztin die mögliche Ursache der MCI bestimmen. Entscheidend für die Abgrenzung einer leichten kognitiven Störung von einer beginnenden Demenz ist die Beeinträchtigung irgendeiner kognitiven Domäne (z. B. Lernen, Gedächtnis, Wortflüssigkeit, Benennen, Visuokonstruktion, kognitive Geschwindigkeit, Exekutivfunktionen) ohne Beeinträchtigung der Funktionalität (vgl. Rebhandl et al. 2009).

therapeutische Vorgehensweise zu wählen, ist eine Differenzierung der verschiedenen Demenzätiologien notwendig und bedeutsam für den weiteren Verlauf (Monsch et al. 2012, S. 1240). Die Demenz vom Alzheimer-Typ ist mit 50–70 % die häufigste Form. Eine zerebrovaskulär bedingte Demenz kommt zu 10 % vor. Weitere Formen sind die vaskulär-degenerative Form mit 8–10 %, die symptomatische Demenz mit 5 –8 % und eine Demenz durch andere Ursachen, wie z. B. Lewykörperchen-Demenz, neurologische Erkrankungen usw. mit 5–10 % (vgl. Hinterhuber/Fleischhacker 1997, S. 26).

Die Demenzen lassen sich in primäre und sekundäre Demenzen unterteilen. **Primäre Demenzen** werden durch **eigenständige Hirnerkrankungen** hervorgerufen. Hierfür kommen Abbauprozesse und Erkrankungen der Hirn-Blutgefäße als Ursachen in Betracht. Zu den degenerativ bedingten Demenzen zählen die Demenz vom Alzheimer-Typ (DAT) und die Demenz vom Pick-Typ. Vaskuläre Demenzen werden durch Mikrozirkulationsstörungen in der Hirnrinde und/oder im Marklager hervorgerufen. Unter **sekundären Demenzen** werden solche zusammengefasst, deren auslösende **Ursachen außerhalb des Gehirns** liegen, wie etwa Sauerstoffmangel bei Herzinsuffizienz, Anämie oder Schilddrüsen-Unterfunktion, Auswirkung von Alkohol bzw. Drogen, traumatische Hirnverletzungen, Infektionen oder Tumore.

4.3.2 Diagnostik der Demenz

Wie überall in der Medizin gehört die Erhebung einer genauen und umfassenden Vorgeschichte unter Einschluss der Befragung von Angehörigen zum wichtigsten Bestandteil der Diagnosestellung. Besonderes Augenmerk sollte dabei auf kognitive und funktionelle Aspekte sowie auf das Verhalten der PatientInnen gelegt werden. Im **geriatrischen Assessment** werden insbesondere diese Bereiche getestet. Bei der **Eigen-, Außen-, Familien- und Sozialanamnese** ist die Biografie der Betroffenen zentral. Das diagnostische Verfahren hat dabei auch psychiatrische Erkrankungen (Depression, Schizophrenie, Alkohol- und Drogenmissbrauch bzw. Medikamentenanamnese etc.), neurologische Erkrankungen (vaskuläre Probleme, Schädel-Hirn-Traumata etc.) und Stoffwechselerkrankungen zu berücksichtigen.

Zur Beurteilung der Kognition und Funktionalität werden auch **neuropsychologische Tests** mit Blickrichtung auf Gedächtnis- und exekutive Leistungen, Aufmerksamkeit und Konzentration, Sprache, Alltagsaktivitäten, visuoperzeptive und räumliche Leistungen durchgeführt.

Zu den **internistischen Verfahren** zählen Tests und Befunde, wie z. B. BSG, CRP, BB mit Differenzialblutbild, Leberfunktionsproben (Bilirubin, SGOT, SGPT, AP, γ-GT, PT, GE), Nierenfunktion und Elektrolyte (Kreatinin, Harnstoff, Na, K, Ca), Glukose, HbA1c, Folsäure, B_{12}, TSH, Luesserologie, Borrelien-Serologie, HIV-Test, Harnstatus und das EKG.

Eine exakte **neurologisch-psychiatrische Befunderhebung** trägt zur weiteren differenzialdiagnostischen Abklärung bei. Neben kognitiven Tests, Depressionsskalen, Erfassung von Psychosen und Verhaltensstörungen zählen zum üblichen psychopathologischen Status vor allem bildgebende Verfahren wie CT, MRI, PET, SPECT, funktionelles MRT,

Liquoruntersuchungen (Tau-Protein, Phospho-Tau-Protein, Amyloid Beta 1-42 Peptid, 14-3-3 Peptid), ergänzende serologische Untersuchungen (Parathormon, antineuronale Antikörper, Schilddrüsenantikörper) und eventuell genetische Analysen.

Der **psychopathologische Status** umfasst Denkstörungen, Wahrnehmungsstörungen, Affektivität, Stimmung, Psychomotorik, Bewusstseinsstörungen und Selbstmordgefahr.

4.3.3 Symptomatik der Demenz

Bei der Demenz entwickeln sich **multiple kognitive Defizite**. Nach dem DSM-IV lassen sich dabei folgende Symptome und Funktionsstörungen definieren:

1. Gedächtnis- und Lernstörungen
2. in Kombination mit mindestens einer der vier folgenden Störungen:
   a) Aphasie
   b) Apraxie
   c) *Agnosie*
   d) Störungen beim Ausführen von Handlungen
3. Die Defizite 1. und 2. verursachen in bedeutsamer Weise Beeinträchtigungen bei Routinetätigkeiten in sozialen oder beruflichen Funktionsbereichen und stellen eine eindeutige Verschlechterung gegenüber dem früheren Leistungsniveau dar.
4. Die beobachteten Einbußen lassen sich nicht auf eine primär psychische Störung, wie z. B. Depression oder Schizophrenie, zurückführen.
5. Die Defizite werden außerhalb eines Delirs nachgewiesen.

Agnosie
Unfähigkeit, Gegenstände wiederzuerkennen, trotz intakter sensorischer Funktionen

Die Demenz vom Alzheimer-Typ und die vaskuläre Demenz werden nach DSM-IV folgendermaßen definiert:

Demenz vom Alzheimer-Typ	Vaskuläre Demenz
▸ die Erfüllung der Kriterien einer Demenz (siehe S. 107 f.) ▸ Der Verlauf der Erkrankung ist schleichend und fortschreitend. ▸ Andere Erkrankungen des zentralen Nervensystems, wie z. B. eine vaskuläre Enzephalopathie, Parkinson-Krankheit etc., sowie Allgemeinerkrankungen, die eine Demenz verursachen können, wie z. B. Hypothyreose, Vitamin-B_{12}- oder Folsäure-Mangel, Hyperkalzämie etc., sowie Substanzen, die die Hirnleistung beeinträchtigen, sind nicht nachzuweisen.	▸ Vorhandensein einer Demenz (siehe S. 108 f.) ▸ Neurologische Fokalzeichen und Symptome, wie Lähmungen, Steigerung der Muskeleigenreflexe, Pyramidenzeichen, Gangstörung, Pseudobulbärparalyse u. a. ▸ Nachweis einer zerebrovaskulären Erkrankung (CT-Bilder, MRI-Bilder), z. B. multiple Infarkte, die den Cortex und die darunterliegende weiße Substanz betreffen und als ursächlich für das Störungsbild angenommen werden können.

Tabelle 4.1
Demenz vom Alzheimer-Typ und vaskuläre Demenz nach DSM-IV

Gedächtnisstörungen

Merkfähigkeitsstörung: Neues wird bereits nach wenigen Minuten vergessen. **Störungen des Kurzzeitgedächtnisses**: Man kann sich Neues nur für einige Minuten bis Stunden merken. **Störungen des Langzeitgedächtnisses**: Man kann sich an Ereignisse, die Monate bis Jahre zurückliegen, nicht mehr erinnern.

Die **Hauptsymptome** im Alltag sind die folgenden:

Gedächtnisstörungen, wobei **Frischgedächtnis- oder Merkfähigkeitsstörungen** im Vordergrund stehen. Die Kranken können sich nichts mehr merken. Sie

- sind verwirrt, desorientiert und irren herum, verlieren und verlegen Sachen;
- fragen oder erzählen dauernd dasselbe, lernen nichts Neues mehr;
- streiten ihre Vergesslichkeit ab, weichen aus oder bauen eine Fassade auf;
- werden misstrauisch bis aggressiv oder ziehen sich depressiv zurück;
- werden initiativlos, klammern sich an oder laufen nach.

Es folgen im weiteren Verlauf Altgedächtnis- oder Erinnerungsstörungen. Die Kranken

- können sich kaum erinnern und finden die passenden Worte nicht mehr;
- vernachlässigen Wohnung und Wäsche und sorgen nicht mehr für sich in den ATL;
- erkennen PartnerIn und Kinder nicht mehr;
- sprechen mit Verstorbenen, weil sie ihr Sterben vergessen haben.

Im Anfangsstadium vergessen die Kranken zuerst die zuletzt erlebten Jahre, im Spätstadium haben sie ihre Biografie bis auf einzelne, emotional bedeutsame Erlebnisse verloren, können sich aber noch deutlich an die Kindheit erinnern. Biografisches Arbeiten bedeutet, die Kindheit der Kranken zu kennen, die spätere Lebensgeschichte kann nicht mehr aufgearbeitet werden. Die Symptome, z. B. Aphasie, schwanken sehr stark. Unterschieden werden Kern- oder Primärsymptome und Verhaltensstörungen oder sekundäre Symptome. Zu den **Kernsymptomen** zählen geistige Ausfälle, wie z. B. Gedächtnisverlust, Aphasie, Apraxie, Agnosie, *Abstraktionsstörungen* und *Assessmentstörungen*.

Abstraktionsstörungen und Assessmentstörungen

Störungen der Ausführungsfunktionen, d. h. des Planens, Organisierens, Einhaltens einer Reihenfolge und des Abstrahierens

Nichtkognitive Symptome oder **Verhaltensstörungen** sind:

- Angst bei fast allen Kranken in allen Stadien
- Antriebsstörungen bei der Hälfte der Kranken: Unruhe, Weglaufen, Apathie
- Depression bei einem Drittel der Kranken im Anfangsstadium
- Wahn bei einem Drittel, Halluzinationen bei einem Siebtel der Kranken (psychotisch)
- Verkennung (Fehlidentifikationen) bei einem Viertel der Kranken: halten Personen im Fernsehen für real, verkennen Partner oder Partnerin
- Aggressivität bei mindestens einem Viertel der Kranken

- Persönlichkeitsstörungen, wie z. B. Enthemmung

In der pflegerischen Praxis kann man feststellen, dass zwar eine Reihe von Verlusten auftritt (sechs „K"), aber zum größten Teil nachfolgende Bereiche erhalten bleiben:

- der **Persönlichkeitskern**, d. h. die Fähigkeit, zwischen sich und anderen zu unterscheiden und Nein zu sagen.
- die **Gefühle**: Die Kranken erleben Gefühle und drücken sie mit Mimik, Gestik, Körperhaltung und Verhalten aus, wenn sie die Worte nicht finden.
- die **Bedürfnisse**: Ich-Bedürfnisse nach Selbstverwirklichung und Sinnfindung, soziale Bedürfnisse nach Kommunikation und Wertschätzung und physiologische Bedürfnisse nach Nahrung, Ausscheidung, Luft, Wärme, Geborgenheit, evtl. nach Sexualität.

Sechs „K":
Verluste, die bei einer Demenz auftreten, werden durch die 6 „K" zum Ausdruck gebracht:
- die Kompetenz in den ATL
- die Kongruenz mit anderen
- die Kontrolle der Gefühle
- die Kontinuität der Erfahrung
- die Kommunikationsfähigkeit
- die Konturen der Realität

4.3.4 Demenzformen

Hinterhuber und Fleischhacker (1997) unterteilen die Demenz in „Alzheimer Erkrankung", „Vaskuläre Demenz" und „Demenz bei Morbus Pick und HIV-Erkrankung".

Die Alzheimer-Erkrankung

Für diese Erkrankung gibt es auch die Begriffe „senile Demenz", „präsenile Demenz", „Morbus Alzheimer" und „Demenz des Alzheimer-Typs" (DAT).

Die Alzheimer-Erkrankung ist die weitaus häufigste Ursache für Demenzprozesse im höheren Lebensalter und eine primär **degenerative Erkrankung des Gehirns** mit unbekannter Ätiologie und charakteristischen neuronalen Funktions- und Stoffwechselstörungen. Die Erkrankung ist gekennzeichnet durch einen schleichenden Beginn und eine langsame Verschlechterung. Beginnt sie im mittleren Erwachsenenalter oder früher, sprechen wir von der Alzheimer-Erkrankung mit präsenilem Beginn (Typ II). Häufiger sind jedoch jene Fälle, die nach dem 65. Lebensjahr beginnen (Alzheimer-Erkrankung mit senilem Beginn, Typ I).

Unklar sind die Ursachen der Demenz bei Alzheimer-Erkrankung, wobei heute insbesondere genetische, infektiöse und toxische Faktoren mit dieser Erkrankung in Zusammenhang gebracht werden.

Symptomatik

- Gedächtnisschwäche (Merkfähigkeit/Kurzzeitgedächtnis)
- Persönlichkeitsveränderung: Die Fähigkeit, sich Situationen und Gegebenheiten anzupassen, lässt nach, da auch die neuronalen Regulationsstrukturen ihre Wirksamkeit verlieren; unterschiedlichste Ausdrucksformen wie Gleichgültigkeit, Angst, Freude, Liebe, Eitelkeit, Zorn, Wut, Hass, Abneigung, Neid, Apathie, Rückzug und Isolation zeigen sich ungefiltert. CAVE: Die Betroffenen sind unfä-

hig, sich selbst und die Umwelt richtig einzuschätzen und somit mit adäquaten (üblichen) Reaktionen zu antworten und zu handeln.
- Sprachstörungen
- Apraxie
- Agnosie
- Daneben können Halluzinationen, Verwirrtheitszustände, Delirien und Wahnsymptome auftreten.
- Im Endstadium entwickelt sich eine apathische Demenz mit Bettlägerigkeit und Inkontinenz: Die PatientInnen sind unansprechbar und stumm. Die Krankheit mündet schließlich in einen raschen terminalen Verfall.

Neuropathophysiologische Veränderungen
- intraneuronale Ablagerung von Alzheimer-Amyloid-Protein
- intraneuronale Anhäufung von hyperphosphorilierten Tau-Proteinen
- neuronaler Zelltod
- Mangel an Acetylcholin
- Störung des zerebralen Glukose-Stoffwechsels
- Störung der Hirndurchblutung
- Störung des Membran-Phospholipid-Stoffwechsels

Vaskuläre Demenz

Diese Demenzform findet man auch unter der Bezeichnung „Arteriosklerotische Demenz“ oder „Multi-Infarkt-Demenz“. Bei diesen Demenzen handelt es sich um Hirnleistungsstörungen infolge einer **Gefäßerkrankung** oder einer **Mangeldurchblutung**, wobei es zu mehrfachen kortikalen und/oder subkortikalen Infarkten kommt.

Symptomatik
- schrittweise, eher unregelmäßige Verschlechterung der intellektuellen Fähigkeiten
- neurologische Ausfälle
- Psychopathologie: Störungen des Gedächtnisses, der Orientierung, des abstrakten Denkens, des Urteilsvermögens; Affektlabilität, Affektinkontinenz
- Typisch für die vaskuläre Demenz sind nächtliche Verwirrtheitszustände.

Eine vaskuläre Demenz mit diffuser „White Matter Lesion“ (= Degeneration der weißen Hirnsubstanz) und neurologischen Ausfällen, wie z. B. Harnblasen- und Gangstörungen, sowie zunehmendem intellektuellen Abbau und Stimmungsschwankungen wird als „Binswanger-Enzephalopathie“ oder „subkortikale Demenz“ bezeichnet.

Demenz vom Lewy-Body-Typ (DLB)

Bei der DLB handelt es sich um eine kortikale und subkortikale, langsam progressive, degenerative Demenz. Nach neuester Literatur soll diese Demenzform als zweithäufigste Form auftreten. Die Ursache ist unbekannt. Es finden sich zahlreiche „Lewy Bodies" im Gehirn. Symptomatik: demenzielles Zustandsbild mit wechselhaftem Verlauf und typischen kortikalen Defiziten (d. h. an die Großhirnrinde gebundene Defizitsymptome wie z. B. Amnesie, Aphasie, Agnosie, Apraxie usw.). Visuelle und/oder akustische Halluzinationen, extrapyramidale Symptomatik (Parkinsonismus). Begleitsymptomatik: Es treten gehäuft Depressionen, orthostatische Hypotonie, Stürze und Dysphagie auf (vgl. Hafner/Meier 2005, S. 294).

Demenz bei Morbus Pick

Bei der Pick-Erkrankung schrumpft zunehmend zunächst der **Frontal- und Temporallappen**, später aber die ganze **Hirnoberfläche**. Der Beginn dieser Erkrankung liegt meist zwischen dem 50. und 60. Lebensjahr. Frauen sind zweimal häufiger betroffen als Männer, die Krankheit kann vererbt werden. Die Symptomatik zeigt sich vor allem in einer Wesensveränderung, einer Vergröberung der Persönlichkeit und einer schweren Demenz.

Demenz bei HIV-Erkrankung

Neben den bekannten Wirkungen des Aids-Virus befällt das Retrovirus HIV auch das **Zentralnervensystem** und führt zu hirnorganischen Veränderungen. Neuropsychiatrische Auffälligkeiten finden sich bei 40–70 % der durch das HI-Virus Betroffenen; neuropathologische Befunde wurden bei Obduktionen bei mehr als 80 % der PatientInnen nachgewiesen. Geistige Beeinträchtigungen und psychiatrische Probleme (abnorme Reaktionen auf Erlebnisse und Persönlichkeitsstörungen, affektive Störungen, delirante Syndrome, organische Psychosyndrome) sind bei dieser Demenzform charakteristisch.

4.3.5 Stadien der Demenz

Ergänzend zur Diagnosestellung ist die Einstufung in Demenz-Schweregrade bzw. Stadien der Demenz für Pflegefachkräfte und Betreuungspersonen wichtig. Die charakteristischen Zeichen und die Bedürfnisse der Betroffenen sowie die Erfordernisse in Betreuung und Pflege sind sehr unterschiedlich. Eine exakte Abgrenzung ist nicht immer möglich, da die Übergänge zwischen den Schweregraden fließend und variabel sind. Die Funktionalität in den einzelnen Bereichen ist für die Krankheitsbeurteilung und Bewertung des Pflege- und Betreuungsbedarfs von entscheidender Bedeutung.

Tabelle 4.2
Schweregrade der Demenz – Auswirkungen auf die Alltagsaktivitäten

Kognitive Störungen	**Verhaltensstörungen**	**Auswirkungen auf die Alltagsaktivitäten**
häufige kognitive Symptome, die kausal kurativ nicht beeinflussbar sind	affektive Zusatzsymptome, die zum Teil therapiert werden können – Veränderungen in der Persönlichkeit und im sozialen Beziehungsprozess	Ausmaß der Eigen- und Selbstständigkeit in den ADL und den IADL – Umfang des Betreuungs- und/oder Pflegebedarfs
Leichte Demenz		
- Gedächtnisstörungen (Merkfähigkeitsstörung, Konzentrationsstörung, Urteilsschwäche, Lernschwäche) - exekutive Störung (Störung im abstrakten Denken, Organisations- und Problemlösungsstörung, komplizierte Handlungen und Aufgaben wie z. B. Anrufen ungewohnter AdressatInnen, Zahlen beim Einkaufen, Planen und Buchen einer Reise usw. können nicht mehr ausgeführt werden) - ausreichende Krankheitseinsicht	- Verunsicherung, Reizbarkeit, Desinteresse, Schamgefühl, Unlust, Traurigkeit, Freudlosigkeit, Lustlosigkeit, Schuldgefühle - Antriebsstörung (Adynamie, Apathie, verminderte Motivation, reduzierte Produktivität, verminderte Leistungsfähigkeit) - sozialer Rückzug - Wahnideen (vor allem Beeinträchtigungs-, Bestehlungs-, Verarmungsideen) sind möglich	- Selbstständigkeit bei den ADLs im gewohnten Umfeld noch gegeben; Unterstützungs- und Betreuungsbedarf ist zu eruieren und laufend zu bewerten, da es zu einer kontinuierlichen Abnahme der Leistungsfähigkeit und zu Versagen im Alltag kommen kann - Die Beeinträchtigung der Funktionalität und deren Auswirkungen auf ADLs und IADLs soll durch neuropsychologische Test untermauert werden (MMS: 30–21 Punkte) - Eine selbstständige, unabhängige Lebensführung ist zwar eingeschränkt, aber unter Umständen noch möglich
Mittelschwere Demenz		
- Leitsymptome (kognitive Defizitsymptome – Amnesie, Aphasie, Agnosie, Apraxie) - Desorientierung (zeitlich, örtlich, situativ) - exekutive Störung (nur einfache Tätigkeiten werden beibehalten; andere werden nicht mehr vollständig oder unangemessen ausgeführt, wie z. B. eigenständiges Zubereiten eines Mittagessens, Medikamenteneinnahme usw.)	- Depression und Angst - Wahnvorstellungen - psychomotorische Unruhe, Agitation, Enthemmung - Perseveration - Tag-Nacht-Umkehr - Kontrollverlust - Unruhe und Weglaufen - Aggressivität	- Selbstständigkeit und Handlungsfähigkeit sind begrenzt möglich, wobei bereits häufig Schwierigkeiten auftreten (Versagen bei den IADLs und ADLs) - Betreuungs- und Pflegebedarf ist zu erheben und kontinuierlich zu evaluieren - Durchführen von ATLs und IADLs durch Hilfs- und Fachpersonal, da kognitive Defizitsymptome vermehrt auftreten (MMS: 20 – 11 Punkte) - Ein unabhängiges Leben ist nicht mehr möglich. Die Betroffenen sind auf fremde Hilfe angewiesen

Schwere Demenz		
- Gedächtnisverfall (auch Langzeitgedächtnis betroffen) - Sprachverfall (keine verbale Kommunikation mehr möglich) - Agnosie (erkennt Angehörige nicht mehr) - Es können keine Gedankengänge mehr nachvollziehbar kommuniziert werden	- Persönlichkeitsverfall (Apathie, Somnolenz, Rückzug, Isolation, Dämmerzustand, Interaktionsdilemmata) - psychotische Explosivreaktionen sind möglich (Unruhe, Nesteln, Schreien) - Ernährungsstörungen - Erkrankungen wie z. B. Pneumonie, HWI, Sepsis usw. - Störung des Tag-Nacht-Rhythmus	- hoher Pflegebedarf (Unselbstständigkeit in den IADLs und ADLs); komplette Übernahme der Nahrungsaufnahme, der Kontinenz, der Körperpflege usw. ist notwendig - regelmäßige Überwachung der Funktionalität (ständige kontinuierliche Aufsicht notwendig) - progredienter körperlicher Verfall mit Gangstörungen, Sturzneigung, Schluckstörungen, Inkontinenz usw. bis hin zu kompletter Bettlägerigkeit und hoher Komplikationsneigung (MMS: 10 – 0) - Die selbstständige Lebensführung ist gänzlich aufgehoben

4.3.6 Folgen der Demenz

Die Demenz hat Folgen für:
- direkt Betroffene
- Angehörige
- Pflegepersonen

Durch den Verlust des Gedächtnisses erfahren die **Demenzkranken** einen Verlust an Selbstachtung bis hin zur Verwahrlosung. Nicht selten kann es zu einer Depression mit Suizidgefahr, Apathie oder Wahn kommen. Der mit Demenz häufig in Verbindung stehende Kommunikationsverlust führt zu Isolation und Vereinsamung. Die zunehmende Abhängigkeit kann Frustration, Aggressivität und Regression verursachen.

Durch die Belastungen der Betreuungs- und Pflegetätigkeit können **Angehörige** körperlich, psychisch und sozial überfordert sein. Dazu kommen Zeitmanagementprobleme und finanzielle Belastungen. Diese Belastungen können so groß werden, dass bei den Angehörigen psychosomatische Leiden entstehen. Betreuungs- und Pflegepersonen (AngehörigenhelferInnen, NachbarschaftshelferInnen) sollten eine rechtzeitige und dauerhafte Hilfe in Hinsicht auf Beratung, Unterstützung und regelmäßge Betreuungs- und Pflegeauszeit haben. So könnten Angehörige und Nahestehende entlastet und Heimeintritte hinausgezögert werden.

Professionell Pflegende können unter Burnout leiden. Auf manchen Abteilungen zeigt sich eine hohe Fluktuationsrate. Dieses Ausbrennen und die hohe Drop-out-Rate sind mitunter das Resultat aus der Diskrepanz zwischen der wünschenswerten, aber oft nicht möglichen aktivierenden Beziehungspflege und einer Minimalpflege der im zeitlichen Rahmen möglichen funktionalen Versorgungsleistung.

Eine Demenz hat aber auch günstige Auswirkungen auf die **Beziehung zwischen Pflegepersonen und zu Pflegenden**. Vielfach vergessen und vergeben Demenzkranke schnell, sie werden gefühlvoller und zeigen spontaner Zuneigung als früher. Sie akzeptieren Pflegende, wie sie sind, auch wenn sie nicht alle Tage gleich gut gelaunt sind. Manche werden ausgeglichener, unbeschwerter und fröhlicher.

4.3.7 Komplikationen

Eine Demenz kann zu einer Reihe von Komplikationen führen, wobei die im Folgenden genannten Punkte auch die Ausbildung eines Delirs begünstigen:

- Austrocknung
- Verstopfung oder Inkontinenz
- Mangel an Glukose
- Sauerstoffmangel
- akute Harn- und Bronchialinfekte
- schwere Verletzungen und Verbrennungen
- Schmerzen
- Entzug oder Wechselwirkungen von Medikamenten und Alkohol
- Sturzneigung mit Frakturen
- Immobilität mit Dekubitus
- Thrombose
- Muskelkontrakturen
- Muskelatrophie
- Pneumonieneigung durch ungenügende Atmung

Notfälle und Komplikationen im Endstadium

- Schluckstörungen, Nahrungsverweigerung
- Schmerzen, Austrocknung (siehe Delir, S. 96 ff.)
- Dekubitus, Krampfanfälle
- Pneumonie, Harnwegsinfektionen

4.3.8 Therapiemöglichkeiten

Präventive Empfehlungen

ApoE
ein Laborparameter, der auf eine genetisch vorgegebene Fettstoffwechselstörung mit erhöhtem Risiko auf eine koronare Herzerkrankung und einer Demenz vom Alzheimertyp hinweist

Es besteht derzeit die Auffassung, dass einige Risikofaktoren für eine Demenzerkrankung (Alter, Geschlecht, *ApoE*-Genotyp) nicht modifizierbar sind. Andere Faktoren können aber sehr wohl positiv beeinflusst werden. Gerade vaskuläre Risikofaktoren (Rauchen, Hypertension, Diabetes mellitus, Vorhofflimmern und Adipositas) können mit anderen modifizierbaren Faktoren (körperliche und geistige Aktivität sowie soziales Eingebundensein) das Demenzrisiko bis zu 50 % senken (Monsch et al. 2012).

Eine wirksame heilende Therapie der Demenz gibt es bis heute noch nicht. Der Verlauf einer Demenz vom Alzheimer-Typ lässt sich im Frühstadium wirksam beeinflussen. Eine möglichst frühzeitige Diagnose ist sehr wichtig, da das Fortschreiten der Erkrankung mit modernen Therapieschemata sehr wohl verzögert und für eine gewisse Zeit auch gestoppt werden kann (vgl. Böhmer 2009, S. 42; Hafner/Meier 2005, S. 68). Für schwerere kognitive Störungen bei der vaskulären Demenz gibt es jedoch derzeit kaum eine gute Therapie. Die psychiatrischen Begleitstörungen und Verhaltensstörungen können aber mit traditionellen Medikamenten behandelt werden (vgl. Ransmayr 2003).

In Bezug auf die medikamentöse Therapie kann gesagt werden, dass es zwar Medikamente gibt, die den Symptomen entgegenwirken und auch den Krankheitsverlauf günstig beeinflussen, d.h. ihn verlangsamen, aber noch gibt es **keine Möglichkeit, Demente zu heilen**. Die medikamentöse Behandlung demenzieller Syndrome versucht, die Symptome zu lindern und die Krankheitsmechanismen zu beeinflussen.

Demenzen, vor allem bei somatischen Krankheiten, Stoffwechselstörungen und Intoxikationen, sind nach Beseitigung der ursächlichen Faktoren reversibel. Das therapeutische Hauptaugenmerk liegt hier auf einer optimalen Behandlung der Grunderkrankung.

Medikamentöse Behandlung

- **Acetylcholinesterase-Hemmer** führen zu einer Anreicherung von Acetylcholin, da cholinerge Systeme des Großhirns eine besondere Bedeutung für Gedächtnisfunktionen haben. Zugelassene Medikamente sind Donepezil = Aricept®, Rivastigmin = Exelon® und Galantamin = Reminyl®.

  Die Therapie mit **ChE-H** sollte dann durchgeführt werden, wenn eine leichte bis mittelschwere Demenz diagnostiziert wird (*MMSE*). Vor Therapiebeginn soll die Indikation anderer Medikamente mit anticholinergen oder antimuskarinergen (Neben-)Wirkungen sorgfältig bewertet werden, da eine Anregung des cholinergen Systems bei gleichzeitiger Inhibition medikamentös eigentlich keinen Sinn ergibt. Bei Nebenwirkungen der Medikation ist es ratsam, von Kapseln auf Patches oder auf ein anderes Antidementivum umzustellen. Demente, die Acetylcholinesterasehemmer einnehmen, sind wegen der Nebenwirkungen besonders genau zu beobachten (Nausea, Erbrechen, Diarrhö, Bradykardie, Synkopen).

MMSE
Mini Mental State Examination

- **Memantin (Axura, Epixa)** ist eine weitere medikamentöse Therapiemöglichkeit bei mittelschwerer bis schwerer Demenz. Der N-Methyl-D-Aspartat (NMDA)-Rezeptor wird durch Memantin antagonisiert. Glutamat stimuliert diesen Rezeptor. Eine glutamaterge Überstimulation führt zu Kalzium-Überladung der Neuronen und zu neuronaler Schädigung. Dieser Mechanismus trägt möglicherweise zur Entstehung der Alzheimer-Krankheit bei. Bei der Einnahme von Memantin-Präperaten ist besonders auf Nebenwirkungen (Schwindel, Kopfschmerzen, Verstopfung und Schläfrigkeit) zu achten (Monsch et al. 2012).

- **Nootropika**, Substanzen, die im Gehirn den zellulären Sauerstoff- und Glukosestoffwechsel aktivieren, scheinen bei leichten Formen von Hirnleistungsschwäche einen günstigen Effekt zu besitzen, nicht aber bei manifester Demenz.
- **Thrombozytenaggregationshemmer** wie Acetylsalicylsäure (Thrombo-Ass® etc.) verbessern die Blutfließeigenschaften.
- Der zerebrale Blutfluss wird auch durch Herzglykoside bei Herzinsuffizienz positiv beeinflusst.
- Sowohl bei der Alzheimer-Demenz als auch bei der vaskulären Demenz konnte ein verstärkter Kalziumeinstrom in die Zellen beobachtet werden: Durch die Gabe von **Nimodipin** (Nimotop®), das auf die Kalziumkanäle wirkt, kann manchmal eine Verbesserung der kognitiven Leistung beobachtet werden.
- Sekundäre Krankheitssymptome wie Unruhe, Schlafstörungen, wahnhaftes Erleben, Sinnestäuschungen, Angst und Depression sowie die begleitenden paranoiden Phänomene und Verwirrtheitszustände sprechen gut auf **Antidepressiva** und **Antipsychotika** an. Bei der Gabe von Antipsychotika und Antidepressiva sind aber stets anticholinerge Nebenwirkungen zu beachten.

An einer Demenz erkrankte ältere Menschen haben häufig auch Herz- und Kreislauferkrankungen, Stoffwechselstörungen, muskuloskelettale und/oder onkologische Erkrankungen. Viele Medikamente, die bei diesen Diagnosen eingesetzt werden, haben auch Nebenwirkungen, die besonders im Alter vermehrt auftreten. Dies gilt vor allem bei Pharmaka mit anticholinergen Eigenschaften oder Nebenwirkungen. Anticholinerika können, wenn sie die Blut-Liquor-Schranke passieren, die Acetycholinaktivität des Gehirns reduzieren. Darunter fallen Spasmolytika (Oxybutinin, Tolterodin), Mydriatika (Atropin) und Mittel gegen Reise- oder Schwindelbeschwerden (Scopolamin) sowie Bronchodilatatoren (Ipratropium). Medikamente mit anticholinergen Nebenwirkungen sind u. a. Antidepressiva (Amitryptilin, Imipramin, Clomipramin), Antipsychotika (Clozapin, Fluphenazid) sowie Furosemid, Quinedin, Glutethinmid und Pethidin. Der positive Effekt der Cholinesterasehemmer kann durch diese Nebenwirkungen teilweise oder gänzlich ausbleiben (vgl. Rebhandl et al. 2009, S. 10).

4.3.9 Pflege bei Altersdemenz – Fallbeispiel

Situationsbeschreibung

Eine 82-jährige Frau kann zu Hause nicht mehr gepflegt werden. Sie ist mit der Pflegeheimeinweisung nicht einverstanden; sie findet sich in der neuen Umgebung nicht zurecht. Sie erkennt die Angehörigen nicht mehr. Sie lässt unter sich, da sie die Toilette nicht findet. Sie wirkt unruhig und misstrauisch, läutet oft und weiß aber nicht, warum sie läutet.

Pflegediagnose

- Verlegungsstresssyndrom
- chronische Verwirrtheit
- beeinträchtigtes Gedächtnis
- Selbstpflegedefizit bei der Ausscheidung

(Vgl. Stefan et al. 2003)

Ätiologie

Vor kurzem erlittener Verlust im Zusammenhang mit der Entscheidung, ins Altersheim einzuziehen; hohes Ausmaß an Umgebungsveränderungen, Alzheimer-Krankheit.

Symptome

Angst, Besorgnis, Niedergeschlagenheit, Einsamkeit, Schlafstörungen, Unsicherheit, Desorientierung, zunehmende Verwirrtheit, Ruhelosigkeit; Unfähigkeit, sich an jüngste und vergangene Ereignisse zu erinnern; mangelhafte Situationsdefinition; Unfähigkeit, ein zuvor erlerntes Verhalten auszuführen; Beeinträchtigung der kognitiven Fähigkeiten.

Pflegeziel

Die Bewohnerin äußert Verständnis für den Grund des Umzuges in das Pflegeheim. Sie spricht ihre Befürchtungen und Ängste aus. Sie findet sich im neuen Wohnumfeld zurecht und beteiligt sich an den Aktivitäten in der neuen Umgebung. Sie ist kooperativ bei pflegerischen und ärztlichen Maßnahmen, die gesetzt werden. Sie ist ruhig und entspannt. Sie zeigt einen normalen Schlaf-Wach-Rhythmus.

Pflegemaßnahmen

- Eruieren Sie, wie die Bewohnerin über die Veränderung und ihre Zukunftsaussichten denkt. Beurteilen Sie, ob sie misstrauisch, reizbar oder depressiv ist. Achten Sie auf körperliches Missbehagen, Schmerz und Müdigkeit. Ermitteln Sie, wie sehr die Bewohnerin sich selbst und/oder ihre Umwelt gefährdet. Ermitteln Sie das Ausmaß der Gedächtnisbeeinträchtigung, der Fehlorientierung und der mangelhaften Situationsdefintion. Erheben Sie die Selbstpflegefähigkeit der Bewohnerin. Stellen Sie fest, ob das bestehende Selbstpflegedefizit durch die Demenz begründet ist oder durch andere Faktoren verursacht wird. Stellen Sie fest, ob das Defizit vorübergehend oder bleibend ist und ob eine Verbesserung oder Verschlechterung zu erwarten ist.

- Stellen Sie für den Veränderungsprozess eine Bezugsperson zur Verfügung, um Sicherheit zu vermitteln und das Gefühl des „Alleingelassenwerdens“, des „Abschiebens“ zu verhindern. Informieren Sie die Bewohnerin über Räumlichkeiten, Tagesablauf, Teammitglieder, HeimbewohnerInnen.
- Führen Sie gemeinsam mit der Bewohnerin ein konsequentes Realitätsorientierungstraining (ROT) durch und bieten Sie Kommunikationsmöglichkeiten an. Passen Sie die Kommunikation ihren Fähigkeiten an (vgl. Grunst/Score 2007, S. 443). Fördern Sie freie Äußerungen von Gefühlen.
- Unterstreichen Sie Stärken. Ermitteln Sie vorhandene Ressourcen. Finden Sie heraus, anhand welcher Gegenstände oder Situationen sich die Bewohnerin orientieren kann, und ermutigen Sie die Bewohnerin, ihr Umfeld mit persönlichen Dingen zu gestalten. Motivieren Sie Bezugspersonen, vertraute Dinge mitzunehmen.
- Nehmen Sie Rücksicht auf die subjektiven Bedürfnisse und Gewohnheiten der Bewohnerin. Grundlage einer qualitativ guten Betreuungs- und Pflegedienstleistung ist eine personenzentrierte Interaktion. Diese zeichnet sich durch Wertschätzung, Respekt, Einfühlungsvermögen, Akzeptanz und Toleranz aus. Herausforderndes Verhalten soll als Ausdruck von Erwartungshaltung und Bedürfnissen der Dementen gesehen werden.
- Überschätzen Sie nicht die Leistungsfähigkeit der Bewohnerin. Zu hohe Anforderungen verursachen Stress und verstärken die Gedächtnisstörungen und Verhaltensstörungen. Trotzdem ist es gerade zu Beginn der Erkrankung wichtig, dass die Betroffene mitgestaltet und so lange wie möglich selbstbestimmt lebt.
- Bauen Sie die Bezugspersonen in den pflegetherapeutischen Behandlungsprozess ein. Beteiligen Sie die Bewohnerin am Erstellen des Pflegeplanes.
- Verwenden Sie Techniken, die die Bewohnerin anregen bzw. fördern (reaktivierende Pflege nach Böhm).
- Wenden Sie Entspannungsübungen an (individuelle Krankengymnastik auf neurophysiologischer Grundlage, Atemgymnastik und Übungen im Bewegungsbad).
- Fördern Sie die Bewohnerin
  - durch das Konzept der sensorischen Aktivierung. Bei dementen Menschen ist die sensorische Aktivierung (taktil, akustisch, visuell, olfaktorisch, gustatorisch) eine Möglichkeit, Ressourcen zu erkennen, hervorzuholen und in der Alltagspraxis zu nutzen. Bei dieser Methode werden vorhandene, aber zurzeit nicht genützte Fähigkeiten gestärkt, Alltagskompetenz trainiert, Worte, Geschichten, Bilder und Eindrücke erneut abgerufen. Dadurch wird die Wortfindung angeregt und die Kommunikationsfähigkeit verbessert. Berührung ist die intimste Form der Kommunikation und erfüllt zumindest an-

Das **Konzept der sensorischen Aktivierung** (geragogische Umsetzung der Montessori-Pädagogik) basiert auch auf Erkenntnissen von Maria Montessori über die sensorische Verarbeitung von Umwelt, besonders in den ersten Lebensjahren. Durch gezielte Übungen in der Früh- bzw. Spätförderung, Motogeragogik sowie Alltags- und Lebens-raumgestaltung werden Eindrücke, Inhalte und Erfahrungen wach, die inkarniert sind (vgl. Heiland 1996, S. 111), derzeit aber brachliegen und durch erneute Aktivierung wieder dazu beitragen, den Alltag besser zu bewältigen.

Validation (vgl. Feil 2007) ist eine Kommunikationsmethode mit älteren Menschen, die an Verwirrtheit leiden. Diese Methode bietet praktische Techniken, um

satzweise das psychosoziale Grundbedürfnis nach Geborgenheit und Sicherheit (vgl. Wehner/Schwinghammer 2009, S. 1 ff.),
- durch spezielle Maßnahmen der basalen Stimulation,
- durch spezielle validierende Pflege.

- Fördern Sie das Erinnerungsvermögen durch Hirnleistungstrainings in Einzel- oder Gruppentherapie (bei fortgeschrittener Gedächtnisstörung nur in Einzeltherapie, um Frustrationseffekte zu vermeiden) und biografieadäquater Freizeitbeschäftigung.
- Sorgen Sie dafür, dass die Bewohnerin ihre Ausscheidungsaktivität unter Wahrung ihrer Privatsphäre und angepasster Hilfestellung ausführen kann.

mit dementen Menschen in Verbindung zu treten und zu bleiben. ValidationsanwenderInnen nehmen die körperlichen Verfallserscheinungen als gegeben hin, haben Verständnis, emotionale Wärme und respektieren den betagten Menschen, so wie er/sie ist. Dadurch kommt es zu deutlichen positiven Veränderungen der Verhaltensstörungen.

Vertiefung des Lernstoffes

Zusammenfassung

Die Demenz, ein organisch bedingter, fortschreitender Verlust geistiger Fähigkeiten, stellt in der Betreuung älterer Menschen ein großes Problem dar. Zirka 50–70 % der Fälle sind Demenzen vom Alzheimer-Typ. Eine zerebrovaskulär bedingte Demenz tritt in 10 % der Fälle auf. Bei der Demenz kommt es zu typischen Symptomen und Verlusten im intellektuellen Bereich, aber auch Stimmung und Befindlichkeit sind beeinträchtigt. Durch Diagnostik und Differenzialdiagnostik sind unterschiedliche Schweregrade der Demenz festzustellen, wobei sich auch die Behandlungs- und Pflegestrategie danach richten soll. Für die Verlaufsbewertung der medizinischen Therapie und der Pflege sowie für die Prognose des Verlaufes der Demenz ist eine Verlaufsdiagnostik (Wiederholung der neuropsychologischen und funktionalen Tests) unabdingbar.

Die Alzheimer'sche Krankheit ist die weitaus häufigste Ursache für Demenzprozesse im höheren Lebensalter. Die Erkrankung beginnt unmerklich und verschlimmert sich langsam. Sie führt insbesondere zu einer fortschreitenden Beeinträchtigung des Gedächtnisses, der intellektuellen Fähigkeiten und der Sprache.

Das Hauptmerkmal der vaskulären Demenz ist eine etappenweise, eher nicht konstante Verschlechterung der intellektuellen Fähigkeiten mit neurologischen Ausfällen.

Von der Demenz, die die Kriterien nach der ICD-10 erfüllt, ist die „gutartige Vergesslichkeit", die sogenannte altersassoziierte Vergesslichkeit, abzugrenzen. Um diese Form der Vergesslichkeit als Folge der normalen Alterung von einer z. B. DAT-bedingten Vergesslichkeit abzugrenzen, muss eine sorgfältige Diagnose gestellt werden (vgl. Kaspar 2006; zit. n. Rosenmayr/Böhmer 2006, S. 53 ff.). Vor allem müssen andere, potenziell behandelbare Ursachen für eine Demenz erkannt bzw. ausgeschlossen werden. Die modernen bildgebenden Verfahren, internistische, neurologische und psychiatrische Untersuchungsmethoden einschließlich des geriatrischen Assessments ergänzen den Diagnoseprozess. Bei der Abklärung eines Demenzverdachtes kommt der Fremdanamnese eine wichtige Rolle zu. Diese hat in Absprache mit dem/der Betroffenen zu erfolgen. Zur Abklärung der Funktionalität (Alltagsfunktionalität) sind im Besonderen nahestehende Betreuungs- und Pflegekräfte und Angehörige miteinzubeziehen.

Ein wichtiger Aspekt der pflegerischen Haltung ist die Personenzentriertheit. Diese zeichnet sich durch die therapeutischen Elemente nach Carl Rogers aus: Empathie, Echtheit, emotionale Wärme, Akzeptanz und Toleranz. Biografiearbeit trägt zur Erhaltung und Stärkung der Ressourcen, der Autonomie und der Integrität durch Kenntnisse der Lebensgeschichte, der Erwartungshaltung, der Bedürfnisse und Vorlieben der Betroffenen bei.

Zum Üben

1. Was verstehen Sie unter Demenz und welche Kernsymptome kennen Sie?
2. Welche Formen, Stadien, Folgen und Komplikationen einer Demenz kennen Sie?
3. Erläutern Sie die therapeutischen und pflegerischen Aspekte der Demenz.

4.4 Depression im Alter

4.4.1 Epidemiologie

Jeder von uns ist gelegentlich traurig und bedrückt. Gerade im höheren Lebensalter kommen genug Gründe und Ursachen zusammen, die Resignation, Verstimmung und Traurigkeit auslösen können. Pensionierung, geringeres Einkommen, Verlust eines Lebenspartners bzw. einer Lebenspartnerin, fehlendes soziales Netz, Verlust eines lieb gewonnenen Haustieres, belastende Lebensereignisse und/oder körperliche Beschwerden sind nur einige von vielen Ursachen für Depressionssymptome im Alter. Die Depression wird vielfach als **multifaktorieller Prozess** angesehen. **Genetische** wie auch **äußere Faktoren** sind beteiligt und bedingen verschiedene Erscheinungsbilder der Depression. In der Altersdepression, und die Häufigkeit ist hier um einiges höher als im Jugendalter, spielen die oben angeführten äußeren Faktoren eine vorrangige Rolle.

Nach Hinterhuber und Fleischhacker (1997) bestehen **pathophysiologische Zusammenhänge** zwischen der erhöhten Erkrankungsbereitschaft und den Hirnalterungsprozessen. Hirnfunktionsstörungen gemeinsam mit depressiven Symptomen lassen sich bei gewissen Formen der vor einem Schlaganfall auftretenden Depression sowie der depressiven Störungen im Rahmen der Entwicklung von Hirndurchblutungsstörungen und bei beginnender Parkinson-Krankheit nachweisen. Es besteht die Gefahr, dass **Hirnfunktionsstörungen** anfänglich oft **als „Depression" verkannt** werden, da sie verwechselbar ähnliche Symptome zeigen. Weiters kann eine beginnende Demenz durch eine gemeinsam mit ihr auftretende Depression verschleiert werden.

Prinzipiell ist die Altersdepression durch die gleichen Symptome wie eine Depression bei jüngeren Menschen gekennzeichnet. Allerdings klagen ältere Menschen im Rahmen einer Depression häufig über **körperliche Beschwerden** (Somatisierungstendenzen) und **Ängste** (z. T. auch wahnhaft anmutende Befürchtungen). Oft wird die depressive Symptomatik durch **Störungen der Wahrnehmung und des Denkens** überlagert. Depressionen treten, nach epidemiologischen Studien in verschiedenen Ländern, bei 15 % aller über 60-jährigen Menschen auf (vgl. Kasper 2006; zit. n. Rosenmayr/Böhmer 2006, S. 45). Zudem konnte in einer repräsentativen Stichprobe der Allgemeinbevölkerung von über 60- bis 75-Jährigen in Wien bei nahezu 20 % der Population ein signifikant häufigeres Auftreten von Antriebslosigkeit, Einsamkeitsgefühlen, negativer Zukunftssicht und Aktivitätsminderung nachgewiesen werden, wobei bei allein lebenden älteren Personen diese Symptomatik bei fast einem Drittel auftrat (vgl. Rosenmayr/Kolland 2002; zit. n. ebd.). Daher ist es so wichtig, im Alter an die Möglichkeit einer Depression zu denken.

Eine differenzialdiagnostische Zuordnung der Altersdepression kann deshalb Probleme verursachen, weil erlebnisreaktive, neurotische, somatische und gegebenenfalls „endogene" Faktoren eng miteinander verbunden sind. Obwohl die Altersdepressionen meist mehrere Ursachen haben, spielen insbesondere **psychosoziale Komponenten** wie Hilflosigkeit, Konflikte, Ausgeliefertsein und Kontrollverlust eine sehr große Rolle.

Depressionen können Symptom oder Teil einer komplexen psychischen Störung sein. Grunst und Sure (2006, S. 332) unterscheiden folgende Erscheinungsbilder:

- Depression bei affektiver Psychose (endogene Depression)
- Altersdepression
- reaktive Depression
- organisch begründbare Depression
- neurotische Depression
- Depression bei schizoaffektiven Psychosen
- saisonal abhängige Depression
- Wochenbettdepression
- larvierte Depression

4.4.2 Symptomatik

- **Affektstörung**: Leeregefühl, Niedergeschlagenheit, Lustlosigkeit und Interesselosigkeit, Klagsamkeit, Übellaunigkeit, gereizte Stimmung bis Aggressivität
- **Antriebsstörung:**
  - *gehemmt*: unerklärliche Müdigkeit, Mattigkeit; Passivität, Entscheidungsschwäche, Verlangsamung, spärliche Mimik; leise, monotone Stimme
  - *gesteigert*: Unruhe, Agitiertheit, Erregtheit, Nervosität und Zittern

- **Denkstörung**: Merkfähigkeits-, Konzentrationsstörungen; Gedächtnisstörung, Interessenverlust, negative Grundeinstellung und Wahnbildung (Versündigung, Schuld, Verarmung)
- **Begleitstörungen**: Schlafstörungen, Appetit- und Gewichtsverlust, Minderwertigkeitsgefühle (Gefühl, nicht verstanden zu werden), Unsicherheit, Ängste und Befürchtungen, suizidale Fantasien und Suizidgedanken
- **körperliche Symptome** (z. B. Herzschmerzen, Bauchschmerzen, Blasenstörungen etc.) unterschiedlichster Art

Für die Diagnosestellung gelten die Kriterien des DSM-IV (Diagnostic and Statistical Manual of Mental Disorders, 4th Edition) oder der ICD-10 (International Classification of Diseases, 10th Edition), den im deutschen Sprachraum am häufigsten verwendeten klinisch-diagnostischen Leitlinien.

Tabelle 4.3
Symptomatik der depressiven Störung nach ICD-10

Hauptsymptome	Andere häufige Symptome
• gedrückte Stimmungslage • Losigkeitssyndrome (antriebslos, lustlos, freudlos etc.) • Antriebsstörung	• Konzentrationsstörung • vermindertes Selbstwertgefühl • Schuldgefühle • negative und positive Zukunftsperspektiven • Suizidgedanken • Schlafstörungen • Appetitminderung
Kriterien zur Diagnosestellung	
2–3 Hauptsymptome	2–4 andere Symptome
Dauer: mindestens 2 Wochen	

4.4.3 Unterscheidungsmerkmale zwischen Depression und Demenz

Wie bereits zuvor angeführt, ist es schwierig, eine reine Demenz von einer „reinen“ Depression zu unterscheiden, da es im Zuge der Demenzerkrankung häufig zu depressiven Reaktionen mit ängstlicher, unruhiger Ausprägung kommen kann. Eine exakte Anamnese, die **klinische Untersuchung**, einschließlich einer **neuro- und psychopathologischen Untersuchung**, verhilft zu einer klaren Diagnose. Die nachfolgende Tabelle hilft, zwischen Demenz und Depression zu unterscheiden.

4.4.4 Therapieansätze

Wegen der vielfältigen möglichen Ursachen hat man bei der Altersdepression **mehrere Dimensionen** im therapeutischen Vorgehen zu berücksichtigen (allgemeinmedizinische, psychosoziale, psychotherapeutische und pharmakotherapeutische).

Kriterien	Depression	Demenz
Anamnese		
Eigenanamnese depressive Episoden in der Vorgeschichte	häufig	selten
Familienanamnese	häufig positiv	häufig positiv
Krankheitsbeginn	meist schnell	schleichend
neurologische Symptomatik	meist unauffällig	Wortfindungsstörungen, apraktische Störungen
Psychopathologie		
Orientierung	ungestört	meist gestört, vor allem zeitlich, örtlich, situativ
Merkfähigkeits- und Gedächtnisstörungen	leicht, mit Depression abklingend	Störungen des Kurzzeitgedächtnisses, fortschreitend
formales Denken	verlangsamt, gehemmt	umständlich, weitschweifig
inhaltliches Denken	Verarmung, Schuldgefühle, Hypochondrie	Verfolgung (Diebstahl, Fremde in der Wohnung)
Auffassungsstörungen	meist keine	ausgeprägt
Krankheitsgefühl	Aggravationstendenz	Bagatellisierungstendenz
Affekt	Morgentief, Hilflosigkeit, Hoffnungslosigkeit	affektlabil, affektarm, ratlos, Leistungen abends meist schlechter
Schlafstörungen	Früherwachen	Schlaf-Wach-Rhythmus-Umkehr, nächtliche Verwirrtheit
Antriebs- und psychomotorische Störungen	antriebsarm, antriebsgehemmt	motorisch unruhig (zielloses Wandern), aber auch antriebsarm
Therapieerfolg mit Antidepressiva	Besserung oder Abklingen der depressiven Symptomatik	Besserung der depressiven Symptomatik, keine Beeinflussung der kognitiven Störungen

Tabelle 4.4
Kriterien zur Unterscheidung von Depression und Demenz bei Alzheimer-Krankheit
(vgl. Müller-Spahn; zit. n. Geisler 2002, S. 510–511)

Psychopharmakotherapie

Antidepressiva sind die wichtigsten Medikamente zur Behandlung von Depressionen. Seit Jahrzehnten werden sie weltweit mit großem Erfolg angewendet. Es stehen verschiedene Arten von Antidepressiva zur Verfügung, sodass unterschiedliche Wege der Behandlung möglich sind. Die PatientInnen sind darüber aufzuklären, dass die Antidepressiva erst nach zwei bis drei Wochen ihre volle Wirkung entfalten. Zudem müssen die Betroffenen über Wirkungen und Nebenwirkungen informiert werden. Antidepressiva wirken stimmungsaufhellend und angstlösend. Daher werden sie auch „Thymoleptika" genannt. Manche Antidepressiva haben auch gleichzeitig eine beruhigende Wirkung, andere sind antriebssteigernd oder zwangshemmend. Antidepressiva müssen nach Abklingen der depressiven Phase mindestens sechs Monate lang weiter eingenommen werden, da es ansonsten leicht zu einem Rückfall kommen kann. Antidepressiva werden nach ihrer chemischen Struktur eingeteilt:

- **Tri- und tetrazyklische Antidepressiva** hemmen die Aufnahme von Serotonin und Noradrenalin, wie z. B. Amitriptylin (Saroten®), Clominpramin (Anafranil®) etc. Sie haben unerwünschte Nebenwirkungen, die vor allem auf ihre zentrale und periphere anticholinerge Wirkung zurückzuführen sind. Die PatientInnen klagen über Kreislaufregulationsstörungen, Tachykardie, Schwindel, Mundtrockenheit, (nächtliches) Schwitzen, Akkomodationsstörungen, Augeninnendruckerhöhung, Fingerzittern, Obstipation und Blasenstörungen bis hin zu Harnverhalten. Viele PatientInnen sind insbesondere in den ersten Tagen sediert und benommen. Werden diese Medikamente über einen längeren Zeitraum eingenommen, ist eine Gewichtszunahme häufig zu beobachten. Nebenwirkungen wie Herzrhythmusstörungen, zerebrale Krampfanfälle und Delir sind eher selten. Da die PatientInnen auf die Medikamente unterschiedlich ansprechen, sollte bei ausgeprägten Nebenwirkungen nach Möglichkeit das Präparat gewechselt werden. Kontraindiziert sind diese Antidepressiva bei Prostatavergrößerung, bei einem Glaukom und bei Herzrhythmusstörungen.
- **MAO-Hemmer – Monoaminoxidase-Hemmer**, wie z. B. Moclobemid (Aurorix®), hemmen selektiv und reversibel einen Untertyp der Monoaminooxidase. Dadurch wird die Konzentration von Noradrenalin und Serotonin erhöht. Diese Medikamente haben aber mehr Nebenwirkungen als die moderneren SSRI.
- **Selektive Serotinin-Wiederaufnahme-Hemmer – SSRI**, wie z. B. Fluvoxamin (Fevarin®), Fluoxetin (Fluctin®) oder Citalopram (Cilex®), zählen zu den neueren Antidepressiva. Da sie ungefähr gleiche Wirksamkeit zeigen, aber besser verträglich sind als die trizyklischen Antidepressiva, sollten diese Antidepressiva vermehrt eingesetzt werden. Gerade für PatientInnen mit Kontraindikationen gegen trizyklische Antidepressiva bewährt sich diese Medikamentengruppe. Nebenwirkungen der SSRI sind gastrointestinale Symptome vornehmlich zu Beginn der Therapie, Unruhe und Schlafstörungen (vgl. Schramm/Vieten 2001, S. 340 ff.), aber auch Bradykardie (Herzfrequenzverlangsamung).

Psychotherapie

Eine psychotherapeutische Intervention ist eine Behandlung durch spezielle, systematische Gespräche (Gesprächspsychotherapie) von dafür ausgebildeten FachärztInnen für Psychiatrie oder anderen ärztlichen PsychotherapeutInnen oder NichtmedizinerInnen (PsychologInnen/PsychotherapeutInnen). Dabei werden mögliche **seelische und/oder soziale Ursachen** erforscht und gemeinsam bearbeitet, um die problematische Lebenslage zu verbessern. Im Einzelfall kann es vorteilhaft sein, Angehörige, PartnerIn oder FreundInnen einzubinden. Speziell ältere Menschen glauben, von einer Psychotherapie nicht profitieren zu können, weil sie sich nicht vorstellen können, ihre Lebenserfahrungen und Beweggründe vor jemand anderem, vielleicht jüngerem, auszubreiten. Psychotherapeutische Behandlungen können aber sehr praxisbezogen und wirklichkeitsnah ablaufen.

Soziotherapie

Depressive Zustände können auch mit **sozialen Ursachen** zusammenhängen, z. B. Geldproblemen, desolaten Wohnverhältnissen, Isolation etc. Bei solchen Zusammenhängen ist es oft möglich, durch Unterstützung durch andere, z. B. Angehörige, FreundInnen oder NachbarInnen, wesentliche Verbesserungen und Erleichterungen herbeizuführen. Diplomierte Pflegepersonen oder SozialarbeiterInnen können hier gute **Kontakt- und Organisationshilfe** leisten. Es ist oft nur wichtig, mit anderen Menschen über die Probleme zu sprechen und sie zu informieren. Auch kleinere Gespräche und kurze Kontakte, die sich im Alltag jederzeit ergeben können, etwa beim Einkaufen, mit dem/der BriefträgerIn, müssen gefördert und genützt werden.

Da ältere Menschen auch oft sehr unter körperlichen Beschwerden leiden, dürfen **Somatisierungstendenzen nicht bagatellisiert** werden. Eine allgemeinmedizinisch-pflegerische Beobachtung (einschließlich Arzneimittelnebenwirkungen), eine klare, verlässliche Haltung der Betreuungspersonen, Akzeptanz, Empathie und gezielte Behandlung können die Beschwerden verbessern und eine Depression positiv beeinflussen.

Arzneimittel, bei denen öfter depressive Symptome als Nebenwirkung auftreten:
- Antikonvulsiva
- Antihypertonika
- Antiparkinsonmittel
- Tuberkulostatika
- Betablocker
- Cholinesterasehemmer
- Kortikosteroide

(vgl. Kurzthaler 2003, S. 265)

4.4.5 Pflege bei Altersdepression – Fallbeispiel

Situationsbeschreibung

Sonja ist 75 Jahre alt und wohnt in einem Altersheim; sie kann sich nicht an das neue Umfeld gewöhnen, da vor kurzem ihr Mann verstorben ist. Kinder hat Sonja keine. Sie hat sehr wenig Appetit und hat daher sehr stark abgenommen. Sie hat Einschlafschwierigkeiten – schläft oft erst gegen zwei Uhr ein. Sie glaubt, am Tod ihres Mannes schuld zu sein. Sie will vom Balkon springen, da sie nicht mehr leben möchte.

Pflegediagnose

- Verlegungsstress-Syndrom [00114]
- gestörte Schlafgewohnheiten [00095]
- Mangelernährung [00002]
- Suizid, hohes Risiko [00150] (vgl. Stefan et al. 2003)

Ätiologie

Vor kurzem erlittener Verlust des Ehepartners, Einzug ins Altersheim und die damit verbundenen Umgebungsveränderungen, Grübeln vor dem Einschlafen, fehlende Motivation und Angst, depressive Stimmung und fehlender Antrieb.

Risikofaktoren

Suizidales Verhalten aufgrund von Schuldgefühlen und Verzweiflung.

Symptome

Einsamkeit, Fremdheit, Niedergeschlagenheit, Einschlafphase dauert bis zwei Uhr, Losigkeitsgefühle, Schuldgefühle; Unfähigkeit, ausreichend Nahrung zu sich zu nehmen.

Pflegeziele

Die Bewohnerin äußert Verständnis für den Grund der Veränderung und spricht Befürchtungen und Ängste aus. Sie berichtet über eine Verbesserung der Einschlafsituation. Sie ist ruhig und entspannt und zeigt einen normalen Schlaf-Wach-Rhythmus. Sie beteiligt sich an den Aktivitäten in der neuen Umgebung und an pflegetherapeutischen Maßnahmen. Die Bewohnerin nimmt nachweislich die täglich vorgeschriebene Nahrung und Trinkmenge zu sich. Sie hat keine Zeichen der Unterernährung und normale Laborwerte. Die Bewohnerin behält die Selbstkontrolle und hat keine Suizidgedanken mehr, was sich auch durch entspannte Körperhaltung und erhöhtes Selbstwertgefühl ausdrückt.

Pflegemaßnahmen

Ermitteln und Beurteilen der ursächlichen Faktoren und Störungen

- Ermitteln Sie die Verhaltensmuster und ursächlichen Faktoren bezüglich Umfeldveränderung, Schlafgewohnheiten, Mangelernährung und suizidaler Absicht. Stellen Sie die individuellen Beeinträchtigungen fest.
- Bestimmen Sie Gewicht, Kraft, Aktivität und Ausmaß des Ruhezustands.
- Ermitteln Sie, ob die Bewohnerin misstrauisch, reizbar, defensiv ist; vergleichen Sie, wie ihre Reaktionen von den Bezugspersonen im Team geschildert werden.

- Ermitteln Sie, ob Sorgen vorhanden sind.
- Beachten Sie den Zusammenhang mit der medizinischen Diagnose und dem vor kurzem aufgetretenen traumatischen Ereignis im Leben der Bewohnerin (Verlust des Partners).
- Beobachten und untersuchen Sie den körperlichen Zustand und gehen Sie auf die Beschwerden und Befindlichkeitsstörungen ein; dokumentieren Sie Veränderungen (z. B. depressive Symptome) und melden Sie diese den behandelnden ÄrztInnen.
- Vergewissern Sie sich über Art, Dosierung und Häufigkeit der von der Bewohnerin eingenommenen Medikamente; beurteilen Sie mögliche Nebenwirkungen und teilen Sie diese den behandelnden ÄrztInnen mit.
- Führen Sie eine Vitalzeichenkontrolle durch und dokumentieren Sie Normabweichungen.
- Achten Sie auf suizidale Zeichen, wie Verzweiflung, erhöhte Angst, verbale suizidale Äußerungen, und ermitteln Sie Selbstmordabsicht durch direkte Befragung.
- Erkennen Sie die Bewältigungsressourcen der Bewohnerin.

Unterstützung, um Besserung zu erreichen

- Stellen Sie für den Veränderungsprozess eine Bezugsperson zur Verfügung, um Sicherheit zu vermitteln und das Gefühl des „Alleingelassenwerdens" zu verhindern (partnerschaftliche Beziehung).
- Fördern Sie das freie Äußern von Gefühlen und erkennen Sie die Tragweite der Situation für die Bewohnerin.
- Ermitteln Sie Stärken und Bewältigungsformen, die von der Betroffenen früher angewendet wurden.
- Informieren Sie die Klientin, warum eine Überwachung der Vitalzeichen und sonstige Pflegeverrichtungen notwendig sind.
- Sorgen Sie für ein ruhiges, wertschätzendes und empathisches soziales Umfeld und führen Sie wohltuende Maßnahmen zur Schlafvorbereitung durch (therapeutisches Gespräch, Bedürfnisbefriedigung, Sorge für vertrauensvolles Klima, lokale Wärmeanwendung, Tee, Entspannungsübungen).
- Sorgen Sie für eine angepasste Ernährung, appetitanregende Mittel und für notwendige Zusatzstoffe (nach AVO) und unterstützen Sie eine ausreichende Flüssigkeitszufuhr.
- Verabreichen Sie auf ärztliche Anordnung Schlafmittel, falls keine sonstigen Maßnahmen greifen; dokumentieren Sie die Veränderungen.
- Geben Sie Unterstützung bei der notwendigen Anpassung, um die ATL „Essen und Trinken" adäquat zu bewältigen.
- Nehmen Sie sich Zeit, der Bewohnerin zuzuhören; erkennen Sie die Realität ihrer Gefühle und ermutigen Sie sie, darüber zu sprechen.

- Unterstützen Sie die Bewohnerin, mit ihrem Trauerprozess zurechtzukommen.
- Geben Sie der Bewohnerin so viel eigene Kontrollmöglichkeit, wie es die individuelle Situation zulässt. Dokumentieren Sie Ihre Beobachtungen; bei Gefahr im Verzug reagieren Sie mit entsprechenden Sicherheitsmaßnahmen. Bei notwendigen Beschränkungen informieren Sie umgehend den Arzt oder die Ärztin (Aufenthalt nach den Richtlinien des Unterbringungsgesetzes und nach ärztlicher Anordnung).
- Seien Sie ehrlich im Umgang mit der Bewohnerin und bei der Informationsweitergabe.
- Verabreichen Sie Medikamente nach ärztlicher Verordnung, überwachen Sie die Therapie und berücksichtigen Sie altersabhängige pharmakokinetische und pharmakodynamische Besonderheiten.
- Fordern Sie zusätzliches Personal an, wenn es erforderlich ist.

Beratung und Anleitung

- Unterstützen Sie die Bewohnerin, ein individuelles Entspannungsprogramm (wenn möglich) zu erstellen; demonstrieren Sie Entspannungstechniken.
- Fordern Sie die Bewohnerin auf, an einem regelmäßigen Aktivitätsprogramm teilzunehmen (durch eine Depression verursachte Inaktivität kann Beeinträchtigungen der Gesundheit hervorrufen, wie z. B. Schlafstörungen, Obstipation, periphere Ödeme, Infektionen und eine Pneumonie).
- Schulen Sie die Bewohnerin im Hinblick auf Dosierungen, Wirkungen und Nebenwirkungen der Antidepressiva sowie Schlafmittel; erklären Sie, dass es mehrere Wochen dauern kann, bis die Antidepressiva ihre Wirkung entfalten.
- Informieren Sie in Absprache mit dem Diätassistenten bzw. der Diätassistentin über die Wichtigkeit einer ausgewogenen Ernährung und die Bedeutung einer ausreichenden Flüssigkeitszufuhr.
- Besprechen Sie die spezifischen Maßnahmen im Falle suizidalen Verhaltens.
- Beteiligen Sie die Bewohnerin entsprechend der Situation an der Pflegeplanung; ermöglichen Sie ihr, ihre Bedürfnisse in die Stationsaktivitäten zu integrieren.

Vertiefung des Lernstoffes

Zusammenfassung

Die Depression ist die häufigste psychische Erkrankung im Alter. Oft steht weniger die depressive Verstimmung im Vordergrund, sondern körperliche Beschwerden, Schlafstörungen und Verlustgefühle. Die Tragweite einer Depression wird leider oft verkannt (Suizidalität bzw. Komplizierung somatischer Erkrankungen) und vielfach mit der Situation des Alterns abgetan. Begleitet wird eine Depression in höherem Alter häufig von kognitiven Beeinträchtigungen, einer zerebralen Atrophie, somatischer Komorbidität und einer höheren Mortalität. Die kognitiven Veränderungen sind differenzialdiagnostisch oft nur sehr schwer von Symptomen einer Demenz zu unterscheiden. Hauptmerkmale der Depression sind Affektstörungen mit Losigkeitsgefühlen, Antriebsstörungen und Denkstörungen, die mit einer Wahnbildung einhergehen können. Ein weiteres häufiges Symptom einer depressiven Störung im Alter ist Angst, wobei insbesondere auftretende Suizidalität ernst zu nehmen ist. Die Behandlung besteht in somatischer Abklärung, effektiver Behandlung physiologischer Erkrankungen sowie psychopharmakologischer Therapie, unterstützt durch psychotherapeutische und soziotherapeutische Maßnahmen (vgl. Kurzthaler; zit. n. Böhmer/Rhomberg 2003, S. 264–270).

Zum Üben

1. Definieren Sie „Depression im Alter" und erläutern Sie Ätiologie, Symptomatik und Therapie.
2. Was sind die Unterschiede zwischen Depression und Demenz?
3. Führen Sie die Pflege depressiv erkrankter alter Menschen näher aus.

4.5 Suchterkrankungen – Medikamenten- und Alkoholabhängigkeit

4.5.1 Allgemeines

Es ist üblich, dass auch im Alter Alkohol konsumiert bzw. Medikamente (Psychopharmaka) verschrieben werden. So wie in anderen Abschnitten des Lebens kann ein solcher Konsum zur Gewöhnung, zur Sucht und zur Erkrankung führen. Suchten sind in der Regel ein Ausdruck einer **gestörten Persönlichkeitsstruktur** oder **erlebnisreaktiver bzw. neurotischer Entwicklungen**. Wenn es durch die chronische Intoxikation

Alkoholbedingte Psychosen
- *Metaalkoholische Psychosen:* sind alkoholbedingt, laufen ohne Alkoholeinwirkung ab; nur bei chronischen AlkoholikerInnen zu finden
- *Delirium tremens:* siehe auch S. 99
- *Alkoholhalluzinose:* Halluzinationen (meist akustische) und Verfolgungswahn. Tritt erst nach Unterbrechung des Trinkens auf. Kann nach wenigen Tagen wieder abklingen, aber auch Monate andauern
- *Organisches Psychosyndrom:* Symptomenkomplex mit Hirnleistungsminderung: Antriebsverlangsamung, Auffassungsstörungen, Konzentrationsstörungen, Aufmerksamkeitsstörungen und Verwirrtheit. Besteht dieser Zustand dauerhaft, spricht man von einer „Korsakow-Psychose“

mit dem Suchtmittel zu einer organischen Persönlichkeitsveränderung, einem **demenziellen Abbau** und zu akuten symptomatischen Psychosen kommt, handelt es sich um **körperlich begründbare Psychosen**.

Sucht kann sich verschieden äußern und das Leben der Betroffenen unterschiedlich beeinträchtigen. Das süchtige Verhalten ist dadurch geprägt, dass bestimmte Verhaltensweisen eine so zentrale Bedeutung erhalten, dass sich die gesamte Persönlichkeit um sie gruppiert. Grund dafür ist die Abwehr der Realität und eine Scheinlösung in verschiedenen Konfliktsituationen.

4.5.2 Definition von Sucht und Missbrauch

Charakteristika der Sucht sind **psychische** Abhängigkeit (unbezwingbares Verlangen nach der Droge) und **physische Abhängigkeit** (Toleranzsteigerung, Zwang zur Dosiserhöhung, Abstinenzerscheinungen beim Absetzen oder Reduzieren der Dosis).

Ein Missbrauch ist von der Sucht zu unterscheiden. Missbrauch ist der **zweckentfremdete Gebrauch einer psychisch wirksamen Substanz** und bedeutet, dass ärztlich verschriebene Medikamente in überhöhter Dosis oder zu nicht beabsichtigtem Zweck Verwendung finden. Wenn Genussmittel in einer Menge oder zu einem Zeitpunkt gebraucht werden, die den Menschen in seiner psychischen Reaktionsfähigkeit oder seiner sozialen Einordnung schädigen, muss ebenfalls von Missbrauch gesprochen werden.

4.5.3 Einteilung der Suchten und Entstehungsfaktoren

- Alkoholismus
- Medikamentenabhängigkeit
- Drogen (Haschisch, Opiate, Kokain, Halluzinogene, Atropin, lipophile Substanzen)

Da unter den Medikamentenabhängigen und Alkoholsüchtigen viele ältere Menschen zu finden sind, wird diesen beiden Suchten hier besondere Aufmerksamkeit geschenkt.

Es gibt bei Süchtigen **keine einheitliche Persönlichkeitsstruktur**. Sie stammen vorwiegend aus Familien, in denen während der Jugend gehäuft Drogen- und Alkoholsucht, Suizid und Suizidversuche sowie selbstunsichere, stimmungslabile, asthenische und schizoide Persönlichkeiten vorkommen. Oft besteht eine übermäßige Mutterbindung mit Verwöhnung und Mangel an Versagungsreizen in der Kindheit. Psychoanalytisch wird die Sucht als eine **Regression und Fixierung auf die orale Entwicklungsstufe** diskutiert. Potenziell ist jeder Mensch unter bestimmten Umweltbedingungen und in bestimmten Lebenssituationen gefährdet.

4.5.4 Alkoholismus

Definition und allgemeine Aspekte

Chronischer Alkoholismus besteht, wenn gewohnheitsmäßiger, die Grenze der Verträglichkeit überschreitender Alkoholgenuss zu deutlich erkennbaren Symptomen chronischer **Vergiftung** in Form körperlicher, seelischer und/oder sozialer Schäden führt.

Vermutlich sind in Österreich 330.000 Personen alkoholkrank. Eine genaue Angabe ist wegen der Dunkelziffer nicht möglich. Zusätzlich gelten rund 13 % als gefährdet. Ungefähr **10 %** aller ÖsterreicherInnen werden im Laufe ihres Lebens **chronische AlkoholikerInnen**. Die Auffassung, dass Alkoholkonsum nur ein Problem der Jugend sei, ist keinesfalls korrekt. Einen Anstieg des problematischen Trinkens und des täglichen Alkoholkonsums trifft man sehr **häufig ab dem 70. Lebensjahr**, wobei sich die Wirkungen im Alter verändern (vgl. Gerger 2003, S. 8 ff.).

Altersspezifische Wirkungen von Alkohol:
- verzögerter Abbau
- reduzierte Alkoholverträglichkeit
- Störungen der Wahrnehmung, der Aufmerksamkeit und Konzentration
- erhöhte Sturzgefahr
- ungewöhnliche Wechselwirkungen bei gleichzeitiger Einnahme von Pharmaka

(vgl. Lang 1988, S. 602 ff.)

Typen und Phasen des Alkoholismus nach Jellinek
(vgl. Schramm/Vieten 2001, S. 445 f.)

Jellinek unterscheidet einen Alphatyp, einen Betatyp, einen Gammatyp, einen Deltatyp und einen Epsilontyp.

- Beim **Alphatyp** besteht eine zeitweilige **psychische Abhängigkeit** ohne Kontrollverlust, ohne Zeichen der Verschlimmerung. Man bezeichnet den Alphatyp auch als KonflikttrinkerIn.
- Der **Betatyp** zeigt einen **übermäßigen**, aber nicht regelmäßigen **Alkoholkonsum**. Zeitweise klagen Betroffene über somatische Komplikationen wie Gastritis und Polyneuritis.
- Beim **Gammatyp** bestehen **psychische (Kontrollverlust)** und später auch **physische Abhängigkeiten** mit Toleranzerhöhung und Abstinenzsymptomen. Häufig besteht eine soziale Auffälligkeit. Der Gammatyp zeichnet sich insbesondere durch eine prodromale, kritische und chronische Phase aus.
- Der **Deltatyp** wird auch als GewohnheitstrinkerIn bezeichnet und unterscheidet sich vom Gammatyp durch die **Unfähigkeit zur Abstinenz**. Ein Kontrollverlust liegt nicht vor und die Betroffenen sind sozial oft nicht auffällig, selten berauscht, aber auch kaum je ganz nüchtern.
- Beim **Epsilontyp** treten periodisch alle paar Monate mit Kontrollverlust verbundene Trinkexzesse auf, die mehrere Tage dauern. Dieser Typ wird auch als **QuartalssäuferIn** bezeichnet.

Die Phasen des Alkoholismus

- In der **präalkoholischen Phase** werden zunächst **mäßige** Alkoholmengen zur Spannungsbeseitigung getrunken. Innerhalb von ein bis zwei Jahren kann eine leichte Toleranzerhöhung entstehen.
- Die **prodromale Phase** zeigt sich in einer **Zunahme** von Alkoholkonsum und Toleranz. Es kommt zum „heimlichen Trinken“ und zu Erinnerungslücken. Am Tag nach dem Genuss von relativ gerin-

gen Mengen Alkohol findet sich eine Gedächtnislücke für eine begrenzte Zeitspanne (eine Stunde und mehr). Die Betroffenen denken ständig an Alkohol, trinken gierig und haben Schuldgefühle.

- Die **kritische Phase** ist gekennzeichnet durch **Kontrollverlust**, wobei es zu stärkerer psychischer Abhängigkeit kommt. Die Betroffenen neigen zu typischen Ausreden, die zu beruflichen und familiären Schwierigkeiten führen. Es besteht zudem ein Interessenverlust, eine Abnahme der Libido, regelmäßiges morgendliches Trinken und unangemessene Ernährung. Hier sind kurze Stadien der Abstinenz noch möglich.
- In der **chronischen Phase** kommt es zu immer häufigeren **tagelangen Räuschen**. Die Folgen dieser Phase sind eine Minderung der Hirnleistung, ethische Niveausenkung, Minderung der Alkoholtoleranz bis zur Alkoholintoleranz. Sehr problematisch sind die morgendlichen Abstinenzerscheinungen. Somatische Komplikationen und eine Zunahme der organischen **Persönlichkeitsveränderung** mit demenziellem Abbau gehören zu dieser Phase. Es kommt zum Auftreten akuter Alkoholpsychosen, die schon in der kritischen Phase auftreten können. In ausgeprägter Form findet man Alkoholpsychosen bei etwa 10 % der AlkoholikerInnen.

Der pathologische Rausch: Beim pathologischen Rausch besteht ein quantitativer und qualitativer Unterschied gegenüber dem einfachen Rausch. Es kommt zu schlagartig einsetzenden, hochgradigen Erregungszuständen mit ungerichteten Bildern von Angriffs-, Abwehr- oder Fluchtverhalten und Neigung zu schwersten Gewalttaten. Die Zeichen der Berauschung sind diskret oder fehlen völlig. Die Handlungen sind persönlichkeitsfremd. Oft besteht eine totale Amnesie für die Inhalte des Rausches. Es handelt sich meist um einen Dämmerzustand unter Alkoholeinwirkung.

Beim Gammatyp finden sich häufig die prodromale, die kritische und die chronische Phase.

4.5.5 Medikamentenmissbrauch

Allgemeine Aspekte

Unter Medikamentenmissbrauch ist die mehr oder weniger regelmäßige, nach ärztlichen Gesichtspunkten nicht angezeigte Einnahme von Medikamenten zu verstehen. Dabei kann es sich sowohl um ein **„Zuviel“** wie auch um ein **„Zulange“** handeln. Obwohl alte Menschen oft eher eine Abneigung gegen Medikamenteneinnahme erkennen lassen, gibt es doch Fälle von missbräuchlicher Medikamentennutzung.

Tranquilizer und Barbiturate

Richtlinien zur Verordnung von Benzodiazepinen:
- strenge Indikationsstellung
- kurze Verordnungsdauer
- keine Verschreibung an abhängigkeitsgefährdete PatientInnen
- niedrige Dosierung
- nach lang dauernder, d. h. mehrmonatiger Anwendung schrittweise Dosisreduktion
- Aufklärung der PatientInnen!

Barbiturate sollten nur zur Epilepsiebehandlung und parenteral nur im Rahmen von Narkosen gegeben werden. Der Suchtverlauf von Barbituraten ist **ähnlich wie beim Alkohol**. Barbiturate können besonders bei anfälligen Personen euphorisierend wirken. Die chronische und hochdosierte Einnahme von Barbituraten führt zu einem schweren organischen Psychosyndrom. Bei plötzlichem Absetzen von Barbituraten sind epileptische Anfälle fast unausweichlich. Die große Mehrheit der Fälle von Barbituratabhängigkeit entsteht durch ärztliche Verschreibung entsprechender Präparate.

Tranquilizer (Hauptgruppe sind die Benzodiazepine) haben ein vergleichsweise **geringes Suchtpotenzial**. Dennoch stellen die Tranquilizerabhängigen eine große Population mit hoher Dunkelziffer dar. Auch hier ist die größte Gefahr die unüberlegte Verschreibung oder die Weiterempfehlung durch FreundInnen. Tranquilizer werden gegen Schlafstörungen, Nervosität, Spannungen und Angstzustände gegeben, wobei die eigentliche Ursache meist ungeklärt bleibt. Bei Absetzen treten die Symptome dann besonders stark auf.

Analgetika

Jedes körperliche Symptom wird heute gerne zunächst mit Pharmaka behandelt. Durch die Leistungsorientierung der heutigen Gesellschaft sind Spannungskopfschmerzen, Muskelspannungen und radikuläre Symptome häufiger geworden. Dies führt zu einer starken Zunahme der missbräuchlichen Einnahme von Analgetika, die eine **entspannende und euphorisierende Wirkung** haben können. Die chronische Einnahme von Analgetika kann zu verschiedenen Organschäden sowie zu neurologischen und psychiatrischen Symptomen führen, die sich in Form von organischen Psychosyndromen zeigen.

Stimulanzien

Stimulanzien steigern das **Wohlbefinden** und erzeugen **Glücksgefühle** bis hin zur Euphorie. Sie fördern eine erhöhte körperliche und geistige **Leistungsfähigkeit**, steigern die **Konzentration** und vermindern Müdigkeit und Appetit. Gefährlich bei diesen Präparaten ist eine **Toleranzentwicklung**, was bei gleichzeitiger Minderung der Kritikfähigkeit dem eigenen Tun gegenüber zu einer raschen Dosissteigerung und psychischer Abhängigkeit führen kann. Der Amphetaminentzug sollte stationär erfolgen, da erhöhte Suizidgefahr besteht. Mögliche Folgeerscheinungen sind vermehrte Müdigkeit, depressive Verstimmung, Antriebslosigkeit und Kreislaufbeschwerden.

Therapie

Das Ziel der Therapie ist eine **vollkommene Abstinenz**. Somatische, psychotherapeutische und soziotherapeutische Elemente umfassen die ambulante oder stationäre Behandlung. Die psycho- und soziotherapeutischen Maßnahmen beziehen sich auf die aktuelle Situation mit ihren Konflikten und sozialen Komplikationen. Neben einer Mitbehandlung der Angehörigen ist die Teilnahme an Selbsthilfegruppen sehr hilfreich. Medikamentös sind je nach Zustand Neuroleptika, Tranquilizer oder Antikonvulsiva das Mittel der Wahl.

4.5.6 Pflege bei Suchterkrankungen

Auch bei Suchterkrankungen – wie bei allen anderen Erkrankungen – beinhaltet die Pflege folgende Schritte: Pflegeanamnese, Pflegediagnose, Pflegeplanung und Pflegeinterventionen, PatientInnenschulung und Pflegeevaluation (vgl. Miles/Monat-Taylor 1996, S. 20ff.). Die Pflegeanamnese sollte umfassend und nachvollziehbar sein. Die Pflegediagnosen sind individuell abzustimmen, wobei die Pflegeanamnese die Basis bildet. Die Pflegeplanung und die Durchführung der Pflege sind von den Pflegediagnosen abzuleiten. Die Bewertung oder Evaluation der Pflege basiert auf dem Erreichen der Ergebniskriterien. Die Pflegeperson sollte laufend die Pflegediagnosen, Pflegeziele, Pflegeinterventionen und Ergebniskriterien überprüfen, auswerten und gegebenenfalls revidieren.

Pflegediagnosen

- Selbstpflegedefizit
- Gewalttätigkeit gegen sich
- gestörte Schlafgewohnheiten
- beeinträchtigte Bewältigungsformen
- hohes Risiko der Körperschädigung
- unwirksamer Selbstschutz
- hohes Risiko einer Vergiftung (vgl. Stefan et al. 2003)

Pflegemaßnahmen

Wahrnehmung und Umgang mit der eigenen Gesundheit

- Schätzen Sie den körperlichen Allgemeinzustand der Person ein. Beobachten Sie physiologische Veränderungen, die mit den missbräuchlich eingenommenen Medikamenten in Zusammenhang stehen könnten. Eruieren Sie Art, Menge und Häufigkeit der eingenommenen Substanz und die Reaktion darauf.
- Wenn eine Selbsthilfe nicht möglich ist, erfüllen Sie die körperlichen Bedürfnisse der PatientInnen während der Entzugphase.
- Neben der Vitalzeichenkontrolle ist eine Überwachung der ärztlich angeordneten Therapie erforderlich. Dokumentieren Sie somatische und psychisch krankhafte Veränderungen und leiten Sie diese an die behandelnden ÄrztInnen weiter. Treffen Sie die erforderlichen Pflegemaßnahmen, um der Entzugssymptomatik gezielt zu begegnen (siehe Delir, S. 96 ff.).
- Klären Sie die PatientInnen über die Krankheit und ihren Verlauf auf, gehen Sie dabei besonders auf körperliche und psychische Wirkungen des Suchtmittels ein.

Ernährung und Stoffwechsel

- Achten Sie auf Zeichen einer Mangelernährung, da eine solche häufig in Verbindung mit Suchten auftritt.
- Versuchen Sie, auf Gewohnheiten und Ernährungsbedürfnisse der Betroffenen einzugehen, wobei leicht verdauliche Speisen zu empfehlen sind.

Ausscheidung

- Extreme Schweißneigung, vor allem in der Entzugsphase, kann zu Flüssigkeits- und Elektrolytentgleisungen führen. Erkennen Sie Zeichen in diese Richtung rechtzeitig, dokumentieren und melden Sie diese weiter.
- Eine Obstipationsneigung ist frühzeitig zu erkennen und gezielt auf ärztliche Anweisung zu therapieren.

Aktivität und Bewegung

- Beobachten Sie psychomotorische Überaktivität bzw. Verlangsamung. Beurteilen Sie die Selbstständigkeit hinsichtlich der Aktivitäten des täglichen Lebens und integrieren Sie die Selbstpflegemöglichkeiten in den Pflegeplan.
- Fördern Sie die Teilnahme an strukturierten Aktivitäten, insbesondere nach der Entzugsphase.

Schlaf und Ruhe

- Beurteilen Sie die PatientInnen hinsichtlich quantitativer und qualitativer Bewusstseinsstörungen und Schlafstörungen. Dokumentieren Sie Normabweichungen und besprechen Sie mit den ÄrztInnen therapeutische Maßnahmen.
- Lehren Sie die PatientInnen Entspannungsmethoden, wie Zwerchfellatmung, Biofeedback und Visualisierung, falls eine Kooperation möglich ist.

Kognition und Wahrnehmung

- Beurteilen Sie Beeinträchtigungen der Konzentration und des Erinnerungsvermögens. Bewerten Sie Urteilsvermögen, Entscheidungsfähigkeit, Denkfähigkeit und Wahrnehmung der Betroffenen.
- Besprechen Sie Normabweichungen gemeinsam mit ÄrztInnen und Betroffenen.
- Helfen Sie den PatientInnen, Ängste zu bewältigen und sich mehr auf die Gegenwart zu konzentrieren. Erklären Sie, dass abstinent zu werden ein langsamer Prozess ist. Bringen Sie den PatientInnen Problemlösungstechniken bei. Informieren Sie die PatientInnen und ihr soziales Umfeld über Missbrauch, Abhängigkeit und entsprechende Behandlung.
- Erkennen Sie Stärken der PatientInnen und fördern Sie diese.

Rolle und Beziehungen

- Hinterfragen Sie das Rollenverhalten der Person. Eruieren Sie den sozialen Zusammenhalt, die Rollenverteilung und die Dynamik in der Familie.
- Sprechen Sie mit den Betroffenen über Rollen- und Beziehungsmuster und verhalten Sie sich nicht bestrafend und nicht wertend.

Verweisen Sie auf die Selbstverantwortung im Ausführen von Handlungen. Informieren Sie über Hilfsangebote im Familienkreis, Selbsthilfegruppen und andere psychosoziale Dienste.

Bewältigungsverhalten

- Beurteilen Sie die belastenden Lebensereignisse der Betroffenen und ihre Bewältigungsstrategien im Umgang mit Problemen. Beobachten Sie die Einstellung der Person zum Thema Sucht und Abhängigkeit in verbaler und nonverbaler Hinsicht. Beachten Sie Kennzeichen der Hoffnungslosigkeit, Werte- und Sinnverlust. Dokumentieren Sie Auffälligkeiten und besprechen Sie diese mit den behandelnden ÄrztInnen.
- Unterstützen Sie die PatientInnen dabei, effektive Bewältigungsmechanismen zu entwickeln.

Vertiefung des Lernstoffes

Zusammenfassung

Das Verlangen eines Menschen, eine bestimmte Droge (z. B. Alkohol, Medikamente) immer wieder zu sich zu nehmen oder eine bestimmte Tätigkeit immer wieder auszuführen, wird als Sucht bezeichnet. Es kommt zu körperlichen, psychischen und sozialen Folgeschäden. Suchtkranke gibt es in allen Altersgruppen und gesellschaftlichen Schichten, unabhängig von Geschlecht und Bildung. Gerade unter den Medikamentenabhängigen sind viele ältere Menschen. Sie bekommen die Medikamente verordnet, um Angst, Unruhe und Schlaflosigkeit zu beseitigen. Neben den Zeichen der Sucht, wie z. B. Kontrollverlust, verkomplizieren gerade soziale Folgen das Beziehungsverhalten der älteren Menschen.

Zum Üben

1. Definieren Sie Sucht und Abhängigkeit.
2. Welche Suchtformen sind im Alter charakteristisch?
3. Erläutern Sie wesentliche Aspekte der Pflege von Suchtkranken.

4.6 Hypochondrie und Angst

Hypochondrie und Angst sind häufige Symptome bei älteren Menschen. Gründe für diese Symptomenkomplexe können Krankheit, Hilflosigkeit, Abhängigkeit, finanzielle Unsicherheit, Verlusterlebnisse, geistiger Abbau etc. sein. Dabei ist aber zu bedenken, dass nicht jedes Symptom therapiebedürftig ist. Eine genaue Auseinandersetzung und **Differenzierung** ist vor jeder Therapie notwendig.

4.6.1 Hypochondrische Störungen

Im Alter kommt es häufig vor, dass durch **somatische Beschwerden**, durch das **Fehlen von sozialer Integration**, alltägliche Hinweise auf Defizite durch das Pflege- und Betreuungspersonal, wegen zu geringer Beschäftigung und sehr intensiver besorgter Auseinandersetzung mit sich selbst normale Alterungserscheinungen und minimale körperliche Symptome verstärkt verspürt und als Krankheiten ausgelegt werden. Hinterhuber und Fleischhacker (1997) bezeichnen diesen Umstand als Hypochondrie, nicht als Krankheit, sondern als Reaktionsform.

Symptomatik

- Angstzustände
- gesteigerte lang andauernde Selbstbeobachtung
- Fehldeutung und Einbildung normaler und allgemeiner Empfindungen und Körpersignale als Leiden
- geringe Beschwerden im Bereich des Herzens, des Magen-Darm-Traktes, der Harn- und Geschlechtsorgane, des Gehirns und Rückenmarks. Durch Konzentration auf diese Organe und die ausgeprägte Krankheitsangst können vegetativ innervierte Organsysteme in ihren Funktionen tatsächlich beeinträchtigt werden.
- Steigerung dieser Befürchtungen bis zu wahnähnlicher Gewissheit, tatsächlich krank zu sein

Therapie

- Diagnostik als Abklärung; eine zu intensive, übermäßige Diagnostik kann die Symptomatik verstärken, und auch positive Untersuchungsergebnisse beruhigen die PatientInnen nicht.
- Autogenes Training und andere Formen der Entspannung können die Hypochondrie verstärken.
- Unterstützende Therapieformen unter Einbeziehung der Familie oder der näheren Umgebung der PatientInnen sind hilfreich, da den Betroffenen vermehrt Verständnis entgegengebracht werden kann.
- Niedrig dosierte Antipsychotika oder Tranquilizer können sinnvoll sein.
- Bei Auftreten der Hypochondrie im Rahmen einer anderen psychischen Erkrankung, wie z. B. Depression, muss diese Grunderkrankung behandelt werden.

4.6.2 Angststörungen

Es gibt verschiedene Möglichkeiten, Angst zu beschreiben und zu erfassen. Neben psychologischer, philosophischer und theologischer Auslegung interessiert uns vor allem der medizinische Ansatz. Angst ist ein Phänomen, das sich **im Seelischen** abspielt, aber **körperliche Sympto-**

Teufelskreis bei Angst und Phobien:
äußere Reize ▸ Wahrnehmung ▸ Gedanken (Gefahr) ▸ Angst/Phobie (sichtbares Verhalten) ▸ physiologische Veränderungen ▸ körperliche Empfindungen ▸ äußere Reize

me verursacht. Der Mensch erlebt Angst als Mischung aus Ungewissheit, Erregung, Bedrohung, Ausgeliefertsein und Furcht.

Angststörungen sind bei älteren Menschen jedoch **nicht häufiger als bei jüngeren**. Dennoch werden Ängste im Alter für altersspezifisch gehalten, als zum Alter gehörig. Ursachen im Alter sind: chronifizierende Krankheiten, Verlust des Partners bzw. der Partnerin, Armut, soziale Isolation, Angst vor Kompetenzverlust und Abhängigkeit (Aufgabe der eigenen Wohnung), Stürze und deren Folgen sowie Wissen um die Endlichkeit der noch verbleibenden Lebenszeit. Angststörungen bei älteren Menschen führen nicht selten zu sozialem Rückzug, Depressionen, Abhängigkeitsverhalten und Sucht (vgl. Hinterhuber/Fleischhacker 1997, S. 38 f.).

Hafner und Meier (1998) unterteilen Angststörungen in **generalisierte Angststörung**, in **episodisch paroxysmale Angst (Paniksyndrom)** und in **Phobien**, wobei sie sich auf das „Diagnostische und Statistische Handbuch Psychischer Störungen“ (DSM) stützen. Nach Schramm und Vieten (2001) zählen Angststörungen zu den neurotischen Störungen. Neben der generalisierten Angststörung, den Panikattacken und den Phobien werden bei den neurotischen Störungen auch Zwangsneurosen angeführt, da sich diese mitunter als Reaktion auf Angst äußern können.

Generalisierte Angst

Eine generalisierte Angst ist ein über mehrere Wochen dauernder **Zustand mit Angst und Besorgnis** (Erwartungsangst), wobei die Betroffenen subjektiv in einer Welt leben, die von Unglück, Unheil und Gefahren geprägt ist.

Symptome

- Nervosität und motorische Unruhe (Agitiertheit)
- vegetative Symptome wie Herzklopfen, Schwitzen, Erröten, Diarrhö und Schwindelgefühl
- Zittern, angespannter Muskeltonus (gequält wirkender Gesichtsausdruck)
- Kloßgefühl im Hals bis zur Atemnot
- Benommenheit
- inhaltliche Denkstörungen
- Schlafstörungen (Überwachheit, Hypervigilanz)
- Reizbarkeit

Episodisch paroxysmale Angst (Paniksyndrom, Panikattacke)

Tritt ein Angstanfall plötzlich auf, der nicht mit einer spezifischen Situation, einem spezifischen Objekt in Relation steht, so spricht man von einem **Paniksyndrom**. Charakteristisch ist der anfallsartige Beginn, wobei das Maximum der Angst nach wenigen Minuten erreicht ist und der Zustand bis zu Stunden andauern kann.

Symptome

- Denkstörungen (Angst, wahnsinnig und verrückt zu werden; Angst vor Depersonalisation und Derealisation)
- Todesangst
- Herzklopfen, Herzschmerzen, subjektiv spürbare Extrasystolen, Angst vor Herzstillstand (kardialer Typ)
- Dyspnoe, Atemnot, Erstickungsgefühl, Hyperventilation; subjektive Unfähigkeit, richtig zu atmen (pulmonaler Typ)

Die Symptomatik kann individuell sehr verschieden sein. Treten bis zu vier Attacken in einem Monat auf, spricht man von einer mittelgradigen Panikstörung. Bei vier und mehr Attacken pro Woche und während eines Monats liegt eine schwere Panikstörung vor. Im Vollbild der Panikstörung sind Kognition und Affekt ineinander verschmolzen und nicht mehr trennbar: Angst ist Denken, und Denken ist Angst (vgl. Hafner/Meier 1998, S. 165).

Phobische Störungen (Phobien)

Unter Phobien versteht man **Angst vor bestimmten Objekten und bestimmten Situationen**. Die Angstzustände treten isoliert auf (Mäuse, Spinnen, Fliegen, Höhe, Brücken, Haare, Dunkelheit, Lungenkrebs etc.); die PatientInnen versuchen, die entsprechenden Situationen und Dinge zu meiden. Durch diese phobische Störung können die PatientInnen in ihrer sozialen Beweglichkeit und in ihrem Handlungsspielraum eingeschränkt werden und ihre Lebensqualität kann reduziert werden.

Formen der Phobie

- *Tierphobie:* Angst vor Spinnen, Mäusen, Würmern, Insekten oder Schlangen
- *Agoraphobie:* Angst vor weiten Plätzen
- *Klaustrophobie:* Angst vor engen Räumen
- *Erythrophobie:* Angst vor Erröten
- *Akrophobie:* Angst vor Höhe, vor dem Sog des Abgrunds
- *Aichmophobie:* Angst vor spitzen Gegenständen

Bei labilen, beeindruckbaren Persönlichkeiten kann eine sogenannte **Erwartungsangst** auftreten. Sie erwarten mit Angst die Situation, in der sie früher bereits – zufällig oder reaktiv – versagten, und versagen nun gerade wegen ihrer Erwartungsangst. Soziale Phobien beziehen sich auf Gelegenheiten, in denen man sich dem Blick anderer ausgesetzt fühlt, z. B. gemeinsames Essen, Treffen mit dem anderen Geschlecht, Auftritte in kleinen Gruppen etc. Es wird befürchtet, etwas zu tun, was Peinlichkeit und Beschämung bedeuten würde. Die Betroffenen leiden häufig unter einem geringen Selbstwertgefühl und haben Angst vor Kritik. Häufig entsteht daraus ein Teufelskreis.

Zwangsstörung (Zwangsneurose)

Eine Zwangsneurose ist eine psychische Erkrankung, die sich in Form von **Zwangsgedanken** und **Zwangshandlungen** (z. B. zwanghaftes Wiederholen einer Handwaschung etc.) äußert. Angst entsteht dann, wenn die Betroffenen versuchen, das zwanghafte Denken bzw. Handeln zu unterbinden.

Zwangsstörungen verändern das Erleben und Verhalten der Betroffenen derart, dass sogar die **Lebensführung und Lebensbeziehung** zur Umwelt **beeinträchtigt** wird. Die Betroffenen putzen z. B. nicht nur dreimal das Nachtkästchen, sondern hundertmal. Sie sind sich der unpassenden Handlungen bewusst, bringen sich aber nicht unter Kontrolle.

Erbliche Zusammenhänge und **Neurotransmitterstörungen** gelten heute als Faktoren, die die Entstehung einer Zwangsneurose begünstigen (vgl. Schäffler et al. 1998, S. 1302). VerhaltenstherapeutInnen deuten diese Störungen als **klassische Konditionierung**. Nach psychoanalytischer Lehrmeinung führt die Entstehung von Zwangsneurosen zurück auf übertriebene Reinlichkeitserziehung und Hemmen der motorischen Entfaltung des Kleinkindes. Störungen dieser Art haben die Aufgabe, verdrängte aggressive und sexuelle Triebe abzuwehren, da ein Bewusstwerden dieser Triebe auf der Ich-Ebene Gefahr und Bedrohung bedeuten würde.

Therapie bei Angststörungen und Zwangsstörungen

Eine internistische und neurologische Abklärung ist unabdingbar, um innere Erkrankungen als Ursache für die Symptomatik auszuschließen.

Psychotherapie

Ein gutes therapeutisches Vorgehen stellt die **Verhaltenstherapie** dar. Die Verhaltenstherapie ist ein psychotherapeutisches Vorgehen, das vor allem bei Ängsten Erfolg verspricht. Die PatientInnen werden mit den Reizen konfrontiert, die Phobien auslösen. Die Verhaltenstherapie geht davon aus, dass gestörtes Verhalten und Erleben erlernt wurde und durch geeignete Behandlungsstrategien auch wieder „verlernt“ werden kann. Dieses systematische Vorgehen wird auch „Dekonditionierung“ oder „Desensibilisierung“ genannt.

Psychopharmakotherapie

- Für akute Angstzustände sind **Anxiolytika** der Gruppe der Benzodiazepine (z. B. Xanor®) ideal.
- Leichtere Angstzustände im Rahmen eines psychovegetativen Syndroms können sehr gut mit **Phytotherapeutika** (z. B. Jarsin®) beseitigt werden.
- Bei chronischen Angstzuständen sind Antidepressiva die Mittel der Wahl (z. B. Anafranil®).
- Bei Angstzuständen im Rahmen von affektiven Psychosen oder organischen psychischen Störungen muss versucht werden, die **Grundkrankheit** zu behandeln.
- Es gibt nicht *das* Medikament bei Zwangsstörungen, aber Medikamente aus der Gruppe der Antidepressiva erweisen sich als ausgesprochen wirksam.

4.6.3 Pflege bei Angststörungen – Fallbeispiel

Situationsbeschreibung

Karl, ein 75-jähriger Mann, wirkt allgemein angespannt und unruhig. Er drückt akute Besorgnis die Zukunft betreffend aus, kann diese aber nicht begründen und ist darüber sehr beunruhigt. Er kann sich im Gespräch nicht konzentrieren, ist vor Angst wie gelähmt. Er gibt an, seit Monaten schlecht ein- und durchschlafen zu können; er hat seit Wochen Todesangst, klagt über Atemnot und Herzbeschwerden.

Pflegediagnose

- Angst, panische (vgl. Stefan et al. 2003)

Ätiologie

- subjektive Todesangst
- negative Selbstbeeinflussung

Symptome

Erhöhte Anspannung, Unruhe, Furchtsamkeit, Unsicherheit, Konzentrationsstörung; sympathotone Stimulation, kardiovaskuläre Erregung, Zunahme der Atemfrequenz.

Pflegeziel

Der Klient macht einen ruhigen Eindruck und teilt mit, dass sich seine Angst auf ein erträgliches Maß reduziert hat. Er spricht Angstgefühle aus. Er kann seine Angstgedanken zu Ende führen und fühlt sich dann erleichtert.

Pflegemaßnahmen

Einschätzen des Angstzustandes

- Ermitteln Sie, was der Klient in seiner Situation als Bedrohung wahrnimmt, was ihn beängstigt und welche Gedanken ihm Sorgen machen.
- Beurteilen Sie den körperlichen Allgemeinzustand des Patienten (körperliche Beschwerden können auf Angstzustände zurückgeführt werden, können diese aber auch hervorrufen; körperliche Beschwerden dürfen nicht bagatellisiert werden, damit nicht ursächliche Erkrankungen übersehen werden).
- Überwachen Sie seine körperlichen Reaktionen, etwa die Herzbeschwerden und die Atemnot.
- Beobachten Sie sein Verhalten, um den betreffenden Angstzustand richtig zu ermitteln (gestörte Konzentration, verzerrtes Wahrnehmen der Situation, ist vor Angst gelähmt, Grübeln, fehlende Kontrolle seiner Angstgedanken).
- Achten Sie auf Äußerungen des Patienten zu seiner Situation.
- Beobachten Sie eventuelle Interaktionen zwischen Patient, Angehörigen und Bezugspersonen.
- Ermitteln Sie den Wissensstand des Patienten zu seiner Situation.
- Ermitteln Sie frühere Bewältigungsformen.

Die Pflegeperson muss sich der eigenen Angst und der Gefühle des Unbehagens bewusst sein, die oft einen Hinweis auf den Angstzustand des Patienten bzw. der Patientin geben können (Übertragung).

- Dokumentieren Sie Auffälligkeiten und informieren Sie den Arzt/die Ärztin.

Unterstützen des Patienten

- Bauen Sie eine therapeutische Beziehung durch Empathie und positive Wertschätzung auf. Nehmen Sie den Patienten an, wie er ist. Seien Sie ein/e anteilnehmender ZuhörerIn.
- Ermutigen Sie den Patienten, Gefühle zuzulassen und auszudrücken.
- Unterstützen Sie den Patienten, sein eigenes verbales und nonverbales Verhalten wahrzunehmen. Gehen Sie auf Sorgen und Ängste ein und geben Sie Raum dafür.
- Erkennen Sie Angst und nehmen Sie die Befürchtungen und Sorgen ernst. Verneinen Sie sie nicht oder versuchen Sie nicht, dem Patienten zu versichern, dass alles in Ordnung sein wird.
- Bleiben Sie beim Patienten und bewahren Sie eine ruhige, sichere Haltung.
- Sorgen Sie für eine nicht bedrohliche, beständige Umgebung. Vermindern Sie die Reizeinwirkungen auf ein Minimum. Achten Sie auf schädigende Interaktionen. Tragen Sie dazu bei, die Übererregungen, die durch Ängste und Sorgen bedingt sind, zu reduzieren.
- Begrenzen Sie sein destruktives Verhalten und helfen Sie ihm, annehmbare Verhaltensweisen im Umgang mit seiner Panik zu entwickeln.
- Verabreichen und überwachen Sie die therapeutischen Maßnahmen. Dokumentieren Sie die Reaktionen des Patienten auf die Medikamente.

Die Pflegepersonen müssen Sicherheitsmaßnahmen ergreifen, bis der Patient bzw. die Patientin seine/ihre Selbstkontrolle wiedererlangt.

Fördern des Wohlbefindens

- Informieren Sie den Patienten über mögliche auslösende Ursachen.
- Ermitteln Sie Ereignisse, Gedanken und Gefühle, die dem Panikzustand vorausgegangen sind.
- Finden Sie durch exakte Beobachtung Regelmäßigkeiten früherer Bewältigungsformen und falsche Muster des Patienten bei Angstzuständen heraus (welche Situationen, Dinge etc. lösen Angst aus, wie äußern sich die Angstgedanken etc.).
- Geben Sie dem Patienten das Gefühl, dass Sie da sind, wenn er Sie braucht.
- Nützen Sie hilfreiche, vorhandene Ressourcen/Personen, einschließlich der Seelsorge und Krisenberatung.
- Schulen Sie den Patienten in Entspannungsmethoden, wie z. B. Atemübungen, Biofeedback, gelenkte Imagination, um die lähmende Angst zu bewältigen.
- Informieren Sie den Patienten über Einzel- und/oder Gruppentherapie bei chronischen Angstzuständen.

- Unterstützen Sie den Patienten darin, effektive Bewältigungsmechanismen zu entwickeln. Das Führen eines Angsttagebuches ist sinnvoll und hilfreich.
- Beurteilen Sie das Vorliegen von Schlaflosigkeit und bestimmen Sie den Grad der Erschöpfung.
- Fördern Sie Schlaf und Ruhe je nach Bedürfnis des Patienten. Eine ruhige, bequeme Umgebung, warme Bäder und individuelle Gewohnheiten (z. B. warme Milch) können unterstützend wirken.

Vertiefung des Lernstoffes

Zusammenfassung

Angstsymptome sind im Alter häufig, wobei die entsprechenden unterschiedlichen Formen jedoch wegen der auf junge PatientInnen zugeschnittenen Untersuchungsinstrumente und Diagnosekriterien viel zu selten diagnostiziert werden. Angst ist ein natürlicher Mechanismus, der gefährliche Situationen zu bewältigen hilft. Bei den Angststörungen gilt, dass die Diagnose schwieriger ist als die Therapie. Bei alten Menschen muss natürlich im Einzelfall beurteilt werden, ob die beschriebene Angst im Zusammenhang mit einer schweren Krankheit, mit Stürzen oder mit Einsamkeit steht. Bei der Untersuchung ist viel Einfühlungsvermögen in die Situation des älteren Menschen erforderlich. Eine Panikstörung wird im Alter seltener diagnostiziert, wobei eine generalisierte Angststörung bei 12 % der über 55-Jährigen vorkommt. Die Therapie von Angststörungen erfolgt optimal psychotherapeutisch, wobei in vielen Fällen auch Psychopharmaka wirksam sind. Untersuchungen haben gezeigt, dass Depression oft Folge einer nicht bewältigten Angststörung ist und daher Angst und Depression im Alter sehr häufig gemeinsam auftreten (vgl. Fischer 2003, S. 271–278).

Zum Üben

1. Erläutern Sie Hypochondrie und Angst.
2. Welche Angststörungen kennen Sie?
3. Führen Sie die wesentlichen Aspekte zu Symptomatik, Therapie und Pflege bei Angststörungen aus.

4.7 Suizidalität

Die Bedeutung des Suizids im medizinischen Bereich wird **vielfach unterschätzt**. In europäischen Ländern rangiert der Suizid unter den zehn häufigsten Todesursachen. Von Selbstmorden sind mehr Männer als Frauen betroffen (zu 2/3 Männer, 1/3 Frauen), während ein **Selbstmord-**

versuch (Parasuizid) von doppelt so vielen Frauen wie Männern als Hilfeschrei genutzt wird. Mit steigendem Alter nehmen Suizidversuche ab, vollzogene Suizide jedoch nehmen zu. So werden in Österreich bei Frauen ab 85 Jahren ca. 20 Selbstmorde und Selbstbeschädigungen je 100.000 Personen und bei Männern ca. 100 Fälle je 100.000 Personen gezählt (vgl. Statistik Austria, Todesursachenstatistik 2007). Ein Suizid im Alter ist meist eine **Reaktion auf (alters)spezifische Situationen** mit mehrfachen Belastungen, die als wenig bzw. nicht beeinflussbar eingeschätzt werden. Vielfach glauben Suizidgefährdete, sie müssten die Umwelt von der Last der Pflege und ungern getragener Verantwortung befreien, oder der Todeswunsch entsteht aus **Unfähigkeit, Hilfe anzunehmen**. Oft wird der Suizid bei alten Menschen länger und konsequent geplant. Der Begriff „Selbstmordversuch" bezeichnet eine von PatientInnen gewollte Handlung, die einer Suizidhandlung gleicht, jedoch keinen tödlichen Ausgang hat. PatientInnen, die einen Selbstmordversuch gemacht haben, haben eine hohe Rückfallrate (20–30 %) innerhalb der darauffolgenden zwölf Monate.

4.7.1 Risikofaktoren

Risikofaktoren für einen Suizid im Alter sind männliches Geschlecht, Suizidversuche in der Vergangenheit, Suizide von Angehörigen, **psychiatrische Erkrankungen** (Depression, Phobien, Panikattacken, Paranoia), **Vereinsamung**, Beziehungskrisen, familiäre Konflikte, **Verlusterlebnisse** (Todesfälle, Pensionierung, Einzug in ein Altersheim etc.), materielle Probleme, Selbstentwertung, **Schuldgefühle**, Autonomie- und Kontrollverlust, Alkoholismus, Zunahme der Akzeptanz des Suizids im Alter, Sinnverlust; **somatische Erkrankungen** mit Behinderung, starken Schmerzen und Atemnot etc.

4.7.2 Anzeichen

Einem Suizid gehen immer **Signale und Ankündigungen** in offener und versteckter Form voraus (z. B. ein älterer Mensch spricht über Selbstmord, und man denkt gar nicht daran, dass derjenige sich selbst meint). Auch ist die Meinung falsch, wer über Selbstmord spreche oder damit drohe, begehe keinen Selbstmord.

Die wichtigsten Anzeichen sind:

- allgemeine **Äußerungen** über Tod, Sterben und Suizid
- **Ruhe vor dem Sturm** (Alarmstufe 1, wenn Selbstmorddrohungen aufhören und die gefährdete Person plötzlich sehr freundlich und betont lebenslustig ist)
- lang andauernde **Schlafstörungen** (die Suizidgedanken kreisen im Hirn und verhindern einen gesunden Schlaf)

- Selbstvernichtungs-, Sturz- und **Katastrophenträume** (das Ausmaß der Träume sagt nichts über die Wahrscheinlichkeit eines Suizidversuches aus)
- ungewohnte **Hyperaktivität**
- Unflexibilität, **Leistungsorientierung**
- **Vernachlässigung**
- **Arztbesuch**, der ohne Grund vorgenommen wird
- **Ordnen** eigener Angelegenheiten („Zu-sich-Rufen" der Angehörigen, um Besitz zu regeln, um ein Testament zu machen)

4.7.3 Vorbeugung/Prophylaxe und Therapie

Die Bewertung der Suizidgefährdung zählt zu den schwierigsten ärztlichen und pflegerischen Aufgaben. Die Früherkennung ist die beste Prävention, da zu dieser Zeit noch Ressourcen und Potenziale des/der Betroffenen genützt werden können.

Das Aufbauen einer **vertrauensvollen und tragfähigen Beziehung** ist ein wesentlicher Aspekt zur Prophylaxe. Ernstnehmen, Akzeptanz, Nichtwerten, Ansprechen auf Suizidalität und für Ablenkungen sorgen, die den Neigungen des/der Betroffenen entsprechen, sind vorbeugende Haltungen und Maßnahmen im **Krisenmanagement**. Sobald ein Patient bzw. eine Patientin über sein/ihr Problem reden will, sollte man ihm/ihr gut zuhören, sich jedoch nicht aufdrängen. Ein gelingendes Krisenmanagement beinhaltet neben der Erreichbarkeit eines Therapeuten oder einer Therapeutin und der Verfügbarkeit von Ansprechpersonen im Notfall auch eine rechtzeitige **Konfliktlösung** unter Einbeziehung aller Beteiligten. Psychische und körperliche Erkrankungen müssen diagnostiziert und adäquat behandelt werden. Eine Vereinsamung der älteren Menschen sollte vermieden und Potenziale sollten so lange wie möglich gefördert und ausgeschöpft werden.

Die nachfolgenden Punkte sollten als **Therapierichtlinie** gelten:

- Risikofaktoren erkennen
- Frage nach Suizid und Suizidabsichten
- Frage nach Kränkungen
- Behandlung von psychischen und somatischen Erkrankungen einschließlich psychosozialer Maßnahmen, wie z. B. Gruppenintegration, psychologische Begleitung und Psychotherapie
- Sinnförderung durch Aufgabenzuteilung, Selbstwerthebung und Ressourcenausschöpfung
- Verabreichung von Medikamenten, wie z. B. Benzodiazepine, Antidepressiva etc.

Pflege bei Suizidalität

Eine beabsichtigte Suizidhandlung kann auf mehrere Ursachen zurückgehen. So gibt es zum Beispiel Betroffene, die ihrem Umfeld sagen möchten, dass sie als Menschen zu wenig beachtet werden. Eine unausweichliche Situation, z. B. andauernde Verlusterlebnisse im Alter, kann auch ein Impuls sein, mit dem Leben Schluss zu machen. Zudem kann der Wunsch, zu sterben, mitunter in einer schweren, unheilbaren Erkrankung begründet sein.

Mögliche Pflegediagnosen

- Suizid, hohes Risiko (vgl. Stefan et al. 2003, S. 421)

Anzeichen

- Testament verfassen
- Sammeln von Medikamenten
- äußert, nicht mehr leben zu wollen
- kann den Umzug in ein Altenwohnheim nicht verkraften
- äußert Schuldgefühle
- fühlt sich allein, zurückgestellt und/oder unnütz
- kommt mit seinen/ihren Defiziten und Kontrollverlusten nicht mehr zurecht

Pflegeziele

Die Betroffenen

- sprechen von ihren Schuldgefühlen, ihrer Einsamkeit und/oder ihren unerträglichen Defiziten
- zeigen lebensbejahendes Verhalten
- distanzieren sich von Suizidgedanken

Pflegemaßnahmen

- Schätzen Sie das Selbstmordrisiko mithilfe einer Risikoskala ein.
- Achten Sie auf Zeichen des präsuizidalen Syndroms (nach Ringel).
- Bauen Sie eine therapeutische Beziehung auf (Haltungen nach Carl Rogers), sodass diese tragfähig und vertrauensvoll ist (gleiche Bezugsperson).
- Schenken Sie den Betroffenen Zeit und Raum für Gefühle, Sorgen und Ängste.
- Exakte Beobachtung des Verhaltens und der Handlungen der Betroffenen (nehmen Sie jede Suizidäußerung ernst, sprechen Sie die Suizidalität an, registrieren Sie Losigkeitsäußerungen, dokumentieren Sie diese und melden Sie diese weiter).
- Legen Sie besonderes Augenmerk auf Medikamenteneinnahme (Horten von Medikamenten), Verweildauer in Dusche und WC sowie diverse Gegenstände, die zum Suizid animieren können.
- Beteiligen Sie die Betroffenen der Situation und den Voraussetzungen entsprechend an der Pflegeplanung.

- Tragen Sie durch verbale Äußerung und Beziehungsverhalten dazu bei, dass sich der Selbstwert der Betroffenen bessert.

Vertiefung des Lernstoffes

Zusammenfassung

Leben zu wollen, ist „normal“. Trotzdem steigen die Suizidraten mit zunehmendem Alter. Besonders gefährdet sind heute Männer zwischen dem 70. und 90. Lebensjahr, die sich drei- bis viermal so häufig das Leben nehmen wie gleichaltrige Frauen. Entsprechend psychodynamischen Erkenntnissen wird Suizidalität als narzisstische Krise verstanden. Die meisten SuizidentInnen äußern den Wunsch nach Ruhe, oft nach Schmerzfreiheit, nach spannungsfreier Harmonie, als Abwehr unerträglicher Gefühle. Je labiler das Selbstwertgefühl der alten Menschen ist, desto geringer scheint ihre Frustrationstoleranz zu sein (vgl. Radebold et al.; zit. n. Jansen et al. 1999, S. 704 ff.).

Zum Üben

1. Definieren Sie „Depression im Alter“ und erläutern Sie Ätiologie, Symptomatik und Therapie.
2. Was sind die Unterschiede zwischen Depression und Demenz?
3. Führen Sie die Pflege depressiv erkrankter alter Menschen näher aus.

Literaturverzeichnis

Allgeier, C./Kämmerle-Hofrichter, I. (2006). Studie zur Ermittlung des Unterstützungsbedarfes von Patientinnen und Patienten, die nach einem Schlaganfall zu Hause leben. In: Pflege 2005, 18, S. 373–380.

Andreae, S./Von Hayek, D./Weninger, J. (2001). Krankheitslehrer für Altenpflegeberufe. Stuttgart: Thieme.

Arnold, W./Eysenck, H. J./Meili, R. (Hg.) (1980). Lexikon der Psychologie. Basel: Verlag Herder Freiburg.

Bachner, D./Haas, W./Semlitsch, B./Schaffer, S./Uhl, C./Weiß, R. (2009). Sturzprophylaxe für ältere und alte Menschen in Krankenhäusern und Langzeitpflegeeinrichtungen. Evidence based Leitlinie. Graz: Steiermärkische Krankenanstaltengesellschaft mbH.

Barta, H./Ganner, M. (1998). Alter, Recht und Gesellschaft. Innsbruck: Universitätsverlag.

Bartholomeyczik, S. (2007). Einige kritische Anmerkungen zu standardisierten Assessmentinstrumenten in der Pflege. In: Pflege 2007, S. 211–217. Bern: Hans Huber Verlag.

Bartholomeyczik, S./Müller, E. (1997). Pflegeforschung verstehen. Wien: Urban & Schwarzenberg.

Bayer, H. (1983). Entwicklungspsychologie und Erziehungslehre. Wien: Braumüller Verlag.

Bear, M. F./Connors, B. W./Paradiso, M. A. (2009). Neurowissenschaften. Ein grundlegendes Lehrbuch für Biologie, Medizin und Psychologie. Heidelberg: Spektrum Akademischer Verlag.

Becker, C./Scheible, S. (1998). Stürze und sturzbedingte Verletzungen älterer Menschen. In: Fortschritte der Medizin 116 (32), S. 22–29. München: Urban und Vogel GmbH.

Behl, C. (2004). Molekulare Grundlagen des Alterns – eine Einführung. In: Ganten, D./Ruckpaul, K./Ruiz-Torres, A. (Hg.) (2004). Molekularmedizinische Grundlagen von altersspezifischen Erkrankungen. Berlin: Springer Verlag, S. 67 ff.

Berge, E./Sandercock, P. (2005). Antikoagulanzien versus Thrombozytenaggregationshemmer bei akutem ischämischen Schlaganfall. In: Praxis 2003, 92, S. 956–957.

Bickel, H. (2003). Epidemiologie psychischer Störungen im Alter. In: Förstl, H. (Hg.). Lehrbuch der Gerontopsychiatrie und -psychotherapie. Stuttgart: Thieme, S. 11.

Bierlein, K. H. (1994). Lebensbilanz: Krisen des Älterwerdens meistern – kreativ auf das Leben zurückblicken – Zukunftspotentiale ausschöpfen. München: Claudius.

Böhm, E. (1996). Verwirrt nicht die Verwirrten. Bonn: Psychiatrie Verlag.

Böhm, E. (1999). Psychobiographisches Pflegemodell nach Böhm – Band I: Grundlagen. Wien: Maudrich Verlag.

Böhmer, F. (Hg.) (2009). Altern ohne Kompromisse. Wien: Verlagshaus der Ärzte.

Böhmer, F./Rhomberg, H. P./Weber, E. (Hg.) (2003). Grundlagen der Geriatrie. Wien: Verlagshaus der Ärzte.

Brauchbar, M./Heer, H. (1995). Zukunft Alter – Herausforderung und Chance. Reinbek bei Hamburg: Rowohlt Taschenbuchverlag GmbH.

Brieskorn-Zinke, M. (2007). Public Health Nursing. Stuttgart: Kohlhammer Verlag.

Bundesministerium für Gesundheit (2002). Gesund altern – Stand der Prävention und Entwicklung ergänzender Präventionsstrategien. Baden-Baden: Nomos Verlag.

Caspersen, C. J./Powell, K. E./Merritt, R. K. (1994). Measurement of health status and well-being. In: Bundesministerium für Gesundheit (Hg.) (2002). Gesund altern – Stand der Prävention und Entwicklung ergänzender Präventionsstrategien. Baden-Baden: Nomos Verlag, S. 59.

Daimler, R./Glaeske, G. (1992). Altern ist keine Krankheit. Köln: Kiepenheuer & Witsch.

Dandekar, T. (1996). Warum altern wir? Biologische Aspekte des Älterwerdens. In: Funkkolleg Altern, Studienbrief 2, S. 6/3 ff. Universität Tübingen: Deutsches Institut für Fernstudienforschung.

Deutsches Zentrum für Altersfragen (Hg.) (1998a). Expertisenband I: Wohnbedürfnisse, Zeitverwendung und soziale Netzwerke älterer Menschen. Frankfurt: Campus.

Deutsches Zentrum für Altersfragen (Hg.) (1998b). Expertisenband II: Regionales Altern und Mobilitätsprozesse Älterer. Frankfurt: Campus.

Deutsches Zentrum für Altersfragen (Hg.) (1998c). Expertisenband III: Wohnformen älterer Menschen im Wandel. Frankfurt: Campus.

Deutsches Zentrum für Altersfragen (Hg.) (1998d). Expertisenband IV: Wohnverhältnisse älterer Migranten. Frankfurt: Campus.

Deutsches Zentrum für Altersfragen (Hg.) (1998e). Expertisenband V: Betreutes Wohnen und Wohnen im Heim. Frankfurt: Campus.

Dieckmann, F./Flade, A./Schuemer, R./Ströhlein, G./Walden, R. (1998). Psychologie und gebaute Umwelt. Darmstadt: Institut Wohnen und Umwelt.

Dobretsberger, O. (2001). Geriatrisches Assessment – eine Qualitätssicherung für die Betreuung multimorbider Patienten. In: Kozon, V./Fortner, N. (Hg.) (2001). Entwicklungen der klinischen Pflege. Wien: ÖGVP, S. 151–174.

Engelter, S. (2006). Aphasie als Hirnschlagsymptom: Häufigkeit und Bedeutung. In: Praxis 2006, 95, S. 489–492.

Erhart, C. (2003). Der akut verwirrte alte Mensch. In: Böhmer, F./Rhomberg, H. P./Weber, E. (Hg.) (2003). Grundlagen der Geriatrie. Wien: Verlagshaus der Ärzte, S. 236.

Erikson, E. H. (1966). Identität und Lebenszyklus. Frankfurt: Suhrkamp Verlag.

Erikson, E. H. (1992). Kindheit und Gesellschaft. Stuttgart: Klett-Cotta.

Evers, C. M. (Hg.) (2002). Professionelle Selbstpflege. Bern: Hans Huber Verlag.

Feil, N. (1997). Validation. Ein neuer Weg zum Verständnis alter Menschen. Wien: Alter und Kultur.

Feil, N. (2002). Validation. Ein Weg zum Verständnis verwirrter alter Menschen. München: Reinhardt Verlag.

Feil, N. (2007). Validation in Anwendung und Beispielen. München: Reinhardt Verlag.

Fischer, P. (2003). Klinik und Epidemiologie von Angst und Depression bei alten Menschen. In: Böhmer, F./Rhomberg, H. P./Weber, E. (Hg.) (2003). Grundlagen der Geriatrie. Wien: Verlagshaus der Ärzte, S. 264–270.

Frieling-Sonnenberg, W. (1992). Altenheime in der Krise. Hannover: Vincentz Verlag.

Ganten, D./Ruckpaul, K./Ruiz-Torres, A. (Hg.) (2004). Molekularmedizinische Grundlagen von altersspezifischen Erkrankungen. Berlin: Springer Verlag.

Gatterer, G. (2002). Gerontopsychologie in Österreich. In: Zeitschrift für Gerontopsychologie & -psychiatrie, 15 (4), S. 165–167.

Geisler, L. (2002). Innere Medizin. Stuttgart: Kohlhammer.

Gerger, S. (2003). Suchtkrankheiten – ein Überblick. In: Österreichische Pflegezeitschrift, 6/7, S. 8–13.

Grunst, S./Sure, U. (Hg.) (2006). Neurologie – Psychiatrie. München: Elsevier Urban & Fischer.

Hafner, M./Meier, A. (1998). Geriatrische Krankheitslehre. Bern: Hans Huber Verlag.

Hafner, M./Meier, A. (2005). Geriatrische Krankheitslehre. Teil I. Bern: Hans Huber Verlag.

Hasemann, W./Kressig, R. W./Ermini-Fünfschilling, D./Pretto, M./Spirig, R. (2007). Screening, Assessment und Diagnostik von Delirien. In: Pflege 2007, S. 191–204. Bern: Hans Huber Verlag.

Heiland, H. (1996). Maria Montessori. Hamburg: Rowohlt Verlag.

Heinze, R. G./Eichener, V./Naegele, G./Bucksteeg, M./Schauerte, M. (1997). Neue Wohnung auch im Alter. Darmstadt: Schader-Stiftung.

Heufelder, A. E./Bieger, W. P. (2001). Das Anti-Aging-Konzept. München: Gräfe und Unzer Verlag GmbH.

Hinterhuber, H./Fleischhacker, W. W. (Hg.) (1997). Lehrbuch der Psychiatrie. Stuttgart: Thieme.

Hinterhuber, H./Haring, C. (1997). Gerontopsychiatrie. In: Hinterhuber, H./Fleischhacker, W. W. (Hg.) (1997). Lehrbuch der Psychiatrie. Stuttgart: Thieme.

Hirsch, H. R./Kastner, U. (2004). Psychische Störungen in Heimen. Köln: Kuratorium Deutsche Altenhilfe.

Huhn, S./Kämmer, K. (1997). Neue Wege in der Pflege älterer Menschen. Eschborn: DBfK.

Hultsch, D. F./Hertzog, C./Small, B. J./Dixon, R. A. (1999). Use it or lose it: Engaged lifestyle as a buffer of cognitive aging? Psychology and Aging, 14, pp. 245–263. In: Bundesministerium für Gesundheit (Hg.) (2002). Gesund altern. Baden-Baden: Nomos Verlag, S. 63.

Hurrelmann, K./Klotz, T./Haisch, J. (Hg.) (2007). Lehrbuch Prävention und Gesundheitsförderung. Bern: Hans Huber Verlag.

Inouye, S. K. (2006). Delirium in older persons. N Engl J Med, 354, pp. 1157–1165.

Jansen, B./Karl, F./Radebold, J./Schmitz-Scherzer, R. (Hg.) (1999). Soziale Gerontologie. Weinheim: Beltz Verlag.

Kaiser, H. J. (Hg.) (1992). Der ältere Mensch – wie er denkt und handelt. Bern: Hans Huber Verlag.

Knopf, M./Kolodzief, P./Preissler, W. (1990). Der ältere Mensch als Experte – Literaturübersicht über die Rolle von Expertenwissen für die kognitive Leistungsfähigkeit im höheren Alter. In: Zeitschrift für Gerontopsychologie und Gerontopsychiatrie, 4, S. 233–248.

Kors, B./Seunke, W. (2001). Gerontopsychiatrische Pflege. München: Urban Fischer.

Kozon, V./Fortner, N. (Hg.) (2001). Entwicklungen der klinischen Pflege. Wien: ÖGVP.

Kruse, A. (1999a). 15 Regeln für gesundes Älterwerden. Wissenschaftliche Grundlagen. Bonn: Schriftenreihe der Bundesvereinigung für Gesundheit e. V.

Kruse, A. (1999b). Psychologie. In: Jansen, B./Karl, F./Radebold, J./Schmitz-Scherzer, R. (Hg.) (1999). Soziale Gerontologie. Weinheim: Beltz Verlag, S. 324–340.

Kruse, A. (2002). Gesund altern. Bonn: Nomos Verlag.

Kruse, A./Lehr, U. (1996). Reife Leistung. Psychologische Aspekte des Alterns. In: Funkkolleg Altern, Studienbrief 2, S. 5/28 ff. Universität Tübingen: Deutsches Institut für Fernstudienforschung.

Kruse, A./Wahl, H. W. (Hg.) (1994). Altern und Wohnen im Heim. Bern: Hans Huber Verlag.

Kruse, L./Heidler, G./Ströhlein, G. (1989). Altern und Umwelt – Reader. Hagen: Fernuniversität.

Kurzthaler, I. (2003). Depressive Störung im Alter. In: Böhmer, F./Rhomberg, H. P./Weber, E. (Hg.) (2003). Grundlagen der Geriatrie. Wien: Verlagshaus der Ärzte, S. 264–270.

Lamprecht, A. M. (2003). Die Bedeutung und Funktion des Glaubens im Alter. Dissertation. Berlin: Technische Universität.

Lang, E. (Hg.) (1988). Praktische Geriatrie. Stuttgart: Enke Verlag.

Lehr, U. (1975). Der ältere Mensch in der Familie. Aktuelle Gerontologie, 5, S. 539–550.

Lehr, U. (1979). Gerontopsychologie – Interventionsgerontologie. In: Lang, E. (Hg.) (1988). Praktische Geriatrie. Stuttgart: Enke Verlag.

Luft, A. R./Weller, M. (2009). Schlaganfall. In: Praxis 2009, 98, S. 1285–1291.

Marty, T./Hurni, R./Zoller, M./Steiger, K./Eichler, K. (2003). Antikoagulation bei Vorhofflimmern – Stand der Therapie in einem Ärztenetzwerk. In: Praxis 2003, 92, S. 801–808.

Maton, K. J. (1989). The stress-buffering role of spiritual support: Cross-sectional and prospective investigations. Journal for the Scientific Study of Religion, 28, pp. 310–323.

Mayer, H. (2001). Pflegeforschung. Wien: Facultas Verlag.

McAuley, E./Rudolph, D. (1995). Physical activity, aging and psychological wellbeing. In: Bundesministerium für Gesundheit (Hg.) (2002). Gesund altern – Stand der Prävention und Entwicklung ergänzender Präventionsstrategien. Baden-Baden: Nomos Verlag, S. 59.

Meryn, S. (2002). Leben bis 100. Wien: Ueberreuter Verlag.

Miles, M./Monat-Taylor, C. (1996). Psychiatrische Pflege. Berlin: Ullstein Mosby.

Mischo-Kelling, M./Zeidler, H. (Hg.) (1992). Innere Medizin und Krankenpflege. München: Urban & Schwarzenberg.

Monsch, A. U./Büa, C./Hermelink, M./Kressing, R. W./Martensson, B./ Mosimann, U./ Müri, R./Vögeli, S./Von Gunen, A. (2012). Konsensus 2012 zur Diagnostik und Therapie von Demenzkranken in der Schweiz. In: Praxis 2012, 101(19), S. 1239–1249.

Müller, E. (2001). Pflegewissenschaft – Entwicklungen von Pflegemodellen und -konzepten aus dem deutschsprachigen Raum. Hamburg: Fern-Fachhochschule.

Neuner-Jehle, S. (2013). Weniger ist mehr – wie Polypharmazie vermeiden? In: Praxis 2013, 102 (1), S. 21–27.

Nickerson, R.S.; Perkins, D. N.; Smith, E. E. (1985). The teaching of thinking. Hillsdale, NJ: Erlbaum.

Nöbauer, H. (2002). Verhängnisvolle Stürze im Alter. In: Ärzte Woche, 16. Jg., Nr. 11.

Orem, D. E. (1959). Guides for developing curricula for the education of practical nurses. Washington: US Government Printing Office.

Orem, D. E. (1997). Strukturkonzepte der Pflegepraxis. Berlin: Ullstein Mosby.

Österreichische Gesellschaft für Schlaganfallforschung (Hg.) (2009). Positionspapier der österreichischen Gesellschaft für Schlaganfallforschung. Neurologisches Fachmagazin für Neurologie. MEDMEDIA Verlag und Mediaservice Ges.m.b.H. Wien.

Otto, J. (1994). Lebensqualität im Alter – Wege zur Verringerung des Pflegerisikos. Hamburg: Kovac.

Pergament, K. I. (1997). The Psychology of Religion and Coping. New York: Guildford Press.

Pfaffenberger, R. S./Hyde, R. T./Wing, A. L./Lee, I. M./Jung, D. L./Kampert, J. B. (1993). The association of changes in physical-activity level and other lifestyle characteristics with mortality among men. In: Bundesministerium für Gesundheit (Hg.) (2002). Gesund altern – Stand der Prävention und Entwicklung ergänzender Präventionsstrategien. Baden-Baden: Nomos Verlag, S. 59.

Pritzel, M./Brand, M./Markowitsch, H. J. (2009). Gehirn und Verhalten. Heidelberg: Spektrum Akademischer Verlag.

Ransmayr, G. (2003). Differentialdiagnose der Demenz. In: Böhmer, F./Rhomberg, H. P./ Weber, E. (Hg.) (2003). Grundlagen der Geriatrie. Wien: Verlagshaus der Ärzte, S. 256–263.

Rebhandl, E./Glehr, R./Hellemann, I./Hofmann-Droninger, R./Kalousek, M. E./Kamenski, G./Psota, G./Strotzka, S./Zillig, W. (2009). Management der Demenz in der allgemeinmedizinischen Praxis. Integrierte Gesundheitsversorgung, Patienten- und Nahtstellenmanagement. Wien: Gesellschaft für ärztliche Fortbildung GmbH.

Rennkamp, M. (1976). Weiterbildung im Alter? Gerontagogische Aspekte. Paderborn: Schöningh.

Reuter, P. (2004). Springer Lexikon Medizin. Berlin: Springer Verlag.

Richter, J./Eisemann, M./Bauer, B./Kreibeck, H. (1998). Entscheidungen und Einstellungen von Krankenschwestern bei der Behandlung chronisch kranker alter Menschen. In: Pflege. 2, S. 96–99. Bern: Hans Huber Verlag.

Ringel, E. (1990). Unbewusst höchste Lust. Die Oper als Spiegel des Lebens. Wien: Kremayr & Scheriau Verlag.

Rogers, C. R. (1991). Entwicklung der Persönlichkeit. Stuttgart: Klett-Cotta.

Rosenmayr, L./Böhmer, F. (Hg.) (2006). Hoffnung Alter. Forschung, Theorie, Praxis. Wien: Facultas Verlag.

Roth, G. (2003). Fühlen, Denken, Handeln. Frankfurt am Main: Suhrkamp Taschenbuch Verlag.

Rowe, J. W./Kahn, R. L. (1998). Successful aging. In: Bundesministerium für Gesundheit (Hg.) (2002). Gesund altern – Stand der Prävention und Entwicklung ergänzender Präventionsstrategien. Baden-Baden: Nomos Verlag, S. 63.

Saup, W. (1989). Altern und Umwelt. Hagen: Fernuniversität.

Saup, W. (1993). Alter und Umwelt. Eine Einführung in die Ökologische Gerontologie. Stuttgart: Kohlhammer.

Schneidrzik, W. (2000). Älter werden – na und? München: Urban & Fischer.

Schramm, A./Vieten, M. (Hg.) (2001). Neurologie – Psychiatrie. München: Urban & Fischer.

Schwendimann, R. (1998). Häufigkeit und Umstände von Sturzereignissen im Akutspital. Eine Pilotstudie. In: Pflege. S. 335–341. Bern: Huber.

Schwendimann, R. (2000). Sturzprävention im Akutspital – Eine Literaturübersicht. In: Pflege. S. 169–179. Bern: Huber.

Selye, H. (1974). Stress without Distress. New York: New American Library.

Simmel, H. (1908). Soziologie – Untersuchungen über die Formen der Vergesellschaftung. Leipzig: Duncker und Humblot.

Solso, R. (2005). Kognitive Psychologie. Heidelberg: Springer Verlag.

Statistik Austria (Hg.) (2003). Bevölkerung Österreichs im 21. Jahrhundert. Wien: Friedrich VDV.

Statistik Austria (Hg.) (2007). Demografisches Jahrbuch 2006. Wien: Verlag Österreich GmbH.

Statistik Austria (Hg.). http://statcube.at/statistik.at/ext/superweb (Abfrage: 27.05.2013).

Statistik Austria (Hg.). http://www.statistik.at/gz/pyramide.shtml (Abfrage: 2008).

Stefan, H./Allmer, F./Eberl, J. (2003). Praxis der Pflegediagnosen. Wien: Springer Verlag.

Stix, S. (2010). Dysphagie Screening zur Erfassung neurogener Dysphagien. Abschlussarbeit ÖÄK Diplomlehrgang Geriatrie. Wien: Österreichische Akademie der Ärzte.

Stosberg, M. (1992). Die psychische Situation Älterer als gesellschaftliches Produkt. In: Kaiser, H. J. (Hg.) (1992). Der ältere Mensch – wie er denkt und handelt. Bern: Hans Huber Verlag, S. 35–52.

Stuckrad-Barre, S.; Ruprecht, K. (2013). Neurologie in Frage und Antwort. München: Urban und Fischer Verlag.

Thiel, H./Jensen, M./Glinka, U./Stumpf, A. (Hg.) (1995). Psychiatrie für Pflegeberufe. München: Urban & Schwarzenberg.

Tragl, K. H. (2003). Stürze im Alter. In: Böhmer, F./Rhomberg, H. P./Weber, E. (Hg.) (2003). Grundlagen der Geriatrie. Wien: Verlagshaus der Ärzte, S. 213–223.

Umberson, D./Chen, M. D./House, J. S./Hopkins, K./Slaten, E. (1996). The effect of social relationships on psychological well-being. In: Bundesministerium für Gesundheit (Hg.) (2002). Gesund altern – Stand der Prävention und Entwicklung ergänzender Präventionsstrategien. Baden-Baden: Nomos Verlag, S. 185.

Wahl, H./Römer, C. (Hg.) (2000). Angewandte Gerontologie in Schlüsselbegriffen. Stuttgart: Kohlhammer.

Wehner, L./Schwinghammer, Y. (2009). Sensorische Aktivierung. Wien: Springer Verlag.

Zapf, W. (1984). Individuelle Wohlfahrt: Lebensbedingungen und wahrgenommene Lebensqualität. In: Glatzer, W./Zapf, W. (Hg.) (1984). Lebensqualität in der Bundesrepublik. Objektive Lebensbedingungen und subjektives Wohlbefinden. Frankfurt/New York, S. 25.

Formular G1 Geriatrisches Assessment

PatientIn

Barthel-Test – ADL

Aktivität	mögl. Punkte	Beschreibung	Punkteanzahl
1. Stuhlgang	10	kontinent	
	5	selten inkontinent (max. 1-mal/Woche)	
	0	inkontinent oder benötigt Einläufe	
2. Urin	10	kontinent	
	5	selten inkontinent (max. 1-mal/Woche)	
	0	inkontinent oder benötigt einen Katheter	
3. Waschen	5	unabhängig	
	0	hilfsbedürftig	
4. Toilette	10	unabhängig	
	5	teilweise selbstständig	
	0	hilfsbedürftig	
5. Essen	10	unabhängig (Essen wird bereitgestellt)	
	5	braucht Hilfe (Schneiden, Streichen)	
	0	hilfsbedürftig	
6. Transfer	15	unabhängig	
	10	wenig Hilfe oder Supervision	
	5	viel Hilfe	
	0	völlig hilfsbedürftig, fehlende Sitzbalance	
7. Bewegung	15	unabhängiges Gehen (auch mit Gehhilfe)	
	10	Gehen möglich mit einer Hilfsperson	
	5	für RollstuhlfahrerInnen: unabhängig	
	0	nicht möglich	
8. Ankleiden	10	unabhängig, inkl. Schuheanziehen	
	5	hilfsbedürftig, aber mind. 50 % selbstständig	
	0	hilfsbedürftig	
9. Treppen	10	unabhängig (auch mit Gehhilfen)	
	5	braucht Hilfe oder Supervision	
	0	kann nicht Treppensteigen	
10. Baden	5	badet oder duscht ohne Hilfe	
	0	badet oder duscht mit Hilfe	
maximale Punkteanzahl: 100		**Summe:**	

Formular G2 **Geriatrisches Assessment**

PatientIn

Instrumentelle Aktivitäten des täglichen Lebens – IADL

Aktivität	mögl. Punkte	Beschreibung	Punkteanzahl
1. Telefon	1	benützt Telefon aus eigener Initiative, wählt Nummer	
	1	wählt einige bekannte Nummern	
	1	nimmt Telefonhörer ab, wählt nicht selbstständig	
	0	benützt das Telefon nicht	
2. Einkaufen	1	kauft selbstständig die meisten benötigten Sachen ein	
	0	tätigt wenige Einkäufe	
	0	benötigt bei jedem Einkauf Begleitung	
	0	unfähig zum Einkaufen	
3. Kochen	1	plant und kocht Mahlzeiten selbstständig	
	0	kocht Mahlzeiten nach Vorbereitung durch Dritte	
	0	kocht selbstständig, hält aber benötigte Diät nicht ein	
	0	benötigt vorbereitete und servierte Mahlzeiten	
4. Haushalt	1	führt den Haushalt selbstständig	
	1	macht leichte Hausarbeiten selbst (Geschirr, Bett)	
	1	macht leichte Hausarbeiten selbst, aber ungenügend	
	1	benötigt Hilfe bei allen Haushaltsverrichtungen	
	0	nimmt nicht teil an tägl. Verrichtungen im Haushalt	
5. Wasche	1	wäscht sämtliche eigene Wäsche	
	1	wäscht kleine Sachen	
	0	gesamte Wäsche muss auswärts versorgt werden	
6. Transport	1	benützt unabhängig Verkehrsmittel	
	1	bestellt/benützt selbstständig Taxi	
	1	benützt öffentliche Verkehrsmittel in Begleitung	
	0	beschränktes Fahren in Taxi oder Auto in Begleitung	
7. Medikamente	1	nimmt Medikamente korrekt und eigenverantwortlich	
	0	nimmt vorbereitete Medikamente korrekt	
	0	kann Medikamente nicht korrekt einnehmen	
8. Geld	1	regelt finanzielle Geschäfte selbstständig	
	1	erledigt tägliche Ausgaben, Hilfe bei Einzahlungen	
	0	ist nicht mehr fähig, mit Geld umzugehen	
maximale Punkteanzahl: 8		**Summe:**	

Formular G3 | Geriatrisches Assessment

PatientIn

Mini-Mental State Examination (MMSE)

Fragen	negativ/positiv	Punkteanzahl
1. Was für ein Datum ist heute?	0/1	
2. Welche Jahreszeit?	0/1	
3. Welches Jahr haben wir?	0/1	
4. Welcher Wochentag ist heute?	0/1	
5. Welcher Monat?	0/1	
6. Wo sind wir jetzt?	0/1	
7. Welches Land? (Welcher Staat?)	0/1	
8. Welche Stadt/Welcher Stadtteil?	0/1	
9. Welches Krankenhaus?	0/1	
10. Welche Station/Welches Stockwerk?	0/1	
11. Bitte merken Sie sich: ▸ APFEL ▸ SCHILLING ▸ TISCH *Maximal 3 Punkte, sofern der/die PatientIn die Wörter spontan wiederholen kann.*	0/1 – 3	
12. Ziehen Sie von 100 jeweils 7 ab oder buchstabieren Sie STUHL rückwärts! 93 86 79 72 65 / L H U T S *Maximal 5 Punkte, sofern der/die PatientIn alle Zahlen/Buchstaben nennt.*	0/1 – 5	
13. Was waren die Dinge, die Sie sich vorher gemerkt haben? (Frage 11) *Maximal 3 Punkte, sofern der/die PatientIn sich alle 3 Dinge gemerkt hat.*	0/1 – 3	
14. Was ist das? *Zeigen Sie eine Uhr.* *Zeigen Sie einen Bleistift/Kugelschreiber.*	0/1 0/1	
15. Sprechen Sie bitte nach: „Kein wenn/und oder aber" *vorsprechen*	0/1	
16. Machen Sie bitte Folgendes: (*Anweisung*) „Nehmen Sie das Blatt Papier, falten Sie es in der Mitte und lassen Sie es auf den Boden fallen."	0/1 0/1 0/1	
17. Lesen Sie und machen Sie es bitte! *Zeigen Sie die aufgeschriebene Anweisung:* AUGEN ZU	0/1	
18. Schreiben Sie bitte einen Satz! *mind. Subjekt und Prädikat*	0/1	
19. Kopieren Sie bitte die Zeichnung! *Zeigen Sie zwei gezeichnete Fünfecke.*	0/1	
maximale Punkteanzahl: 30	**Summe:**	

PatientIn

Formular G4 | Geriatrisches Assessment

Erhebungsbogen
Clock Completion (CC)

Bitte zeichnen Sie in den unten vorgegebenen Kreis die Ziffern einer Uhr ein:	
Punkteanzahl: 0–7	**Punkteanzahl:**

Optimal verläuft der Test, wenn keine Punkte vergeben werden (0 Punkte).
Wenn der Test sehr fehlerhaft ist, können bis zu 7 Punkte vergeben werden
(d. h. je mehr Fehler, umso stärker ist der/die PatientIn kognitiv beeinträchtigt).

Formular G5 **Geriatrisches Assessment**

PatientIn

Geriatrische Depressions-Skala (GDS)

Fragen	ja/nein	Punkteanzahl
1. Sind Sie grundsätzlich mit Ihrem Leben zufrieden?	0/1	
2. Haben Sie viele Ihrer Aktivitäten und Interessen aufgegeben?	1/0	
3. Haben Sie das Gefühl, Ihr Leben sei unausgefüllt?	1/0	
4. Ist Ihnen oft langweilig?	1/0	
5. Sind Sie die meiste Zeit guter Laune?	0/1	
6. Haben Sie Angst, dass Ihnen etwas Schlimmes zustoßen wird?	1/0	
7. Fühlen Sie sich die meiste Zeit glücklich?	0/1	
8. Fühlen Sie sich oft hilflos?	1/0	
9. Bleiben Sie lieber zu Hause, anstatt auszugehen und Neues zu unternehmen?	1/0	
10. Glauben Sie, mehr Probleme mit dem Gedächtnis zu haben als die meisten anderen?	1/0	
11. Finden Sie, es sei schön, jetzt zu leben?	0/1	
12. Kommen Sie sich in Ihrem jetzigen Zustand ziemlich wertlos vor?	1/0	
13. Fühlen Sie sich voller Energie?	0/1	
14. Finden Sie, dass Ihre Situation hoffnungslos ist?	1/0	
15. Glauben Sie, dass es den meisten Leuten besser geht als Ihnen?	1/0	
maximale Punkteanzahl: 15	**Summe:**	

Für die Fragen 1, 5, 7, 11, 13 gibt es für die Antwort „nein“, für die übrigen Fragen für die Antwort „ja“ jeweils einen Punkt. Maximale Punkteanzahl 15.

Formular G6 **Geriatrisches Assessment**

PatientIn

Soziale Situation

1. Wie leben Sie?

☐ allein
☐ bei Familienangehörigen oder mit rüstigem/r PartnerIn
☐ mit PartnerIn, der/die selbst Hilfe braucht
☐ in einem Pflege- oder Wohnheim (▸ Frage 6)

2. Haben Sie Personen, auf die Sie sich verlassen und die Ihnen zu Hause regelmäßig helfen können?

(Aufzählen)

☐ Bezugsperson/en vorhanden
☐ keine Bezugsperson/en vorhanden (▸ Frage 5)

3. Wie oft sehen Sie diese Personen?

☐ mehrmals täglich/jedenTag
☐ ein-/mehrmals in der Woche
☐ selten (ein- bis zweimal im Monat)
☐ fast nie

4. Wie ist Ihr Verhältnis zu o. g. Person(en)?

☐ Beziehung harmonisch und vertrauensvoll
☐ Beziehung teilweise konfliktbeladen und gespannt

5. Haben Sie bereits eine Hauskrankenpflege?

☐ ja wenn ja, welche:
☐ nein

6. Fühlen Sie sich gut versorgt?

☐ fühle mich rundum gut versorgt
☐ es geht so, man muss zufrieden sein
☐ fuhle mich einsam und im Stich gelassen

7. Wie oft verlassen Sie Ihre Wohnung? (Einkaufen, Erledigungen, Spazieren, (Arzt-)Besuche, Garten ...)?

☐ selten
☐ mindestens ein- bis zweimal in der Woche
☐ seltener als einmal pro Woche

8. Wie wohnen Sie, welche Probleme bestehen?

☐ keine
☐ kein Telefon
☐ keine Zentralheizung
☐ kein warmes Wasser
☐ Treppen
☐ nicht rollstuhlfähig
☐ kein öffentlicher Verkehr

9. Beziehen Sie bereits Pflegegeld?

☐ ja wenn ja, welche Stufe:
☐ nein

10. Wo möchten Sie wohnen?

☐ zu Hause
☐ im Pflege- oder Wohnheim
☐ bei Angehörigen

Formular G7 Geriatrisches Assessment

PatientIn

Schmerzskala

Bitte beschreiben Sie Ihre Schmerzen in der letzten Woche.									
☺									☹
1	2	3	4	5	6	7	8	9	10
kein Schmerz									stärkster Schmerz

Visustest

Ergebnis und Bemerkungen:

Hörbefund

Ergebnis und Bemerkungen:

PatientIn

Formular G8/1 Geriatrisches Assessment

Motilitätstest nach TINETTI
Teil 1 (Balancetest)

Teil 1 – Balancetest		
Hilfsmittel		
☐ nein	☐ ja	wenn ja, welches:

Test		mögl. Punkte	Punkteanzahl
1. Gleichgewicht im Sitzen	unsicher	0	
	sicher, stabil	1	
2. Aufstehen vom Stuhl *Zeit:* s	nicht möglich	0	
	nur mit Hilfe	1	
	diverse Versuche, rutscht nach vorn	2	
	braucht Armlehnen oder Halt (nur 1 Versuch)	3	
	in einer fließenden Bewegung	4	
3. Balance in den ersten 5 Sekunden	unsicher	0	
	sicher, mit Halt	1	
	sicher, ohne Halt	2	
4. Stehsicherheit	unsicher	0	
	sicher, aber ohne geschlossene Füße	1	
	sicher, mit geschlossenen Füßen	2	
5. Balance mit geschlossenen Augen	unsicher	0	
	sicher, ohne Halt	1	
6. Drehung 360° mit offenen Augen	unsicher, braucht Halt	0	
	diskontinuierliche Bewegung, beide Füße am Boden vor dem nächsten Schritt	1	
	kontinuierliche Bewegung, sicher	2	
7. Stoß gegen die Brust (3 x leicht)	fällt ohne Hilfe oder Halt	0	
	muss Füße bewegen, behält Gleichgewicht	1	
	gibt sicheren Widerstand	2	
8. Hinsetzen *Zeit:* s	lässt sich plumpsen, unzentriert, braucht Lehne	0	
	flüssige Bewegung	1	
maximale Punkteanzahl: 15		Summe Balancetest:	

Formular G8/2 **Geriatrisches Assessment**

PatientIn

Motilitätstest nach TINETTI Teil 2 (Gehprobe)

Teil 2 – Gehprobe		
Hilfsmittel		
☐ nein	☐ ja	wenn ja, welches:

Test	**mögl. Punkte**		**Punkteanzahl**
1. Schrittauslösung (PatientIn wird aufgefordert, zu gehen)	Gehen ohne fremde Hilfe nicht möglich	0	
	zögert, mehrere Versuche, stockender Beginn	1	
2. Schritthöhe (von der Seite beobachten)	kein selbstständiges Gehen möglich	0	
	Schlurfen, übertriebenes Hochziehen	1	
3. Schrittlänge (von Zehen des einen bis zur Ferse des anderen Fußes)	weniger als Fußlänge	0	
	mindestens Fußlänge	1	
4. Schrittsymmetrie	Schrittlänge variiert	0	
	Hinken	1	
	Schrittlänge beidseitig gleich	2	
5. Gangkontinuität	kein selbstständiges Gehen möglich	0	
	Phasen mit Beinen, am Boden, diskontinuierlich	1	
	beim Absetzen des einen wird der andere Fuß gehoben, keine Pausen	2	
6. Wegabweichung	kein selbstständiges Gehen möglich	0	
	Schwanken, einseitige Abweichung	1	
	Füße werden entlang einer imaginären Linie abgesetzt	2	
7. Rumpfstabilität	Abweichen, Schwanken, Unsicherheit	0	
	Rücken und Knie gestreckt, Arme werden nicht zur Stabilisierung gebraucht	1	
8. Schrittbreite	breitbeinig oder über Kreuz	0	
	Füße berühren sich beinahe	1	
maximale Punkteanzahl: 11		Summe Gehprobe:	
		+ Summe Balancetest:	
		Gesamtpunkteanzahl:	

Formular G9 **Geriatrisches Assessment**

PatientIn

Handkraft

Der/die PatientIn soll die Messung in der für ihn/sie günstigsten Position ohne Aufstützen der Arme durchführen. Der Handgrip wird dreimal an der dominanten Hand gemessen. Der Abstand zwischen den einzelnen Messungen sollte eine Minute betragen. Der beste Wert der drei Messungen wird vom Untersucher bzw. von der Untersucherin notiert. Bei HemiplegiepatientInnen wird die Kraft der nicht betroffenen Hand gemessen.

Dominante Hand: ☐ links ☐ rechts

Paretische Hand: ☐ nein ☐ ja welche:

Bester Wert der drei Messungen:

An der linken Hand:

An der rechten Hand:

Formular G10 **Geriatrisches Assessment**

PatientIn

Timed „Up & Go"

Der/die ProbandIn sitzt auf einem Stuhl mit Armlehne (Sitzhöhe: ca. 46 cm). Er/sie darf gegebenenfalls ein Hilfsmittel (z. B. Stock) benutzen. Die Arme liegen locker auf den Armstützen und der Rücken liegt an der Rückenlehne des Stuhles an. Beim Erreichen dieser Position hilft der/die UntersucherIn nicht mit. Nach Aufforderung soll der/die ProbandIn mit einem normalen und sicheren Gang bis zu einer Linie laufen, die in drei Metern Entfernung vor dem Stuhl auf dem Boden angezeichnet ist, sich dort umdrehen und wieder zurück zum Stuhl gehen und sich in die Ausgangsposition begeben.

Die dafür benötigte Zeit wird in Sekunden notiert; es ist keine Stoppuhr vorgeschrieben.

Vor der eigentlichen Zeitmessung kann der/die ProbandIn den Bewegungsablauf üben. Der/die UntersucherIn darf den Bewegungsablauf einmal demonstrieren.

PatientIn hat _____ Sekunden gebraucht

☐ PatientIn hat keine Gehhilfe benutzt ☐ PatientIn hat Gehhilfe benutzt:

Formular G10/1 **Geriatrisches Assessment**

Ernährungsassessment MNA Teil 1

PatientIn

I Anthropometrische Parameter		**mögl. Punkte**	**Punkteanzahl**
1. BMI	BMI < 19	0	
	19 < BMI < 21	1	
	21 < BMI < 22	2	
	BMI > 22	3	
2. Oberarmumfang (OAU in cm)	OAU < 21	0	
	21 < OAU < 22	0,5	
	OAU > 22	1	
3. Wadenumfang (WU in cm)	WU < 31	0	
	WU > 31	1	
4. Gewichtsverlust in den letzten 3 Monaten	Gewichtsverlust > 3 kg	0	
	weiß es nicht	1	
	Gewichtsverlust 1 bis 3 kg	2	
	kein Gewichtsverlust	3	
maximale Punkteanzahl I: 8		Summe I:	
II Allgemeinzustand			
5. Wohnsituation: Lebt der/die PatientIn unabhängig zu Hause?	nein	0	
	ja	1	
6. Medikamentenkonsum, mehr als 3 Medikamente pro Tag	ja	0	
	nein	1	
7. akute Krankheit oder psychischer Stress während der letzten 3 Monate	ja	0	
	nein	1	
8. Mobilität/Bewegung	vom Bett zum Stuhl	0	
	in der Wohnung mobil	1	
	verlässt die Wohnung	2	
9. Psychische Situation	schwere Demenz oder Depression	0	
	leichte Demenz oder Depression	1	
	keine Probleme	2	
10. Hautprobleme	Schorf oder Druckgeschwüre – ja	0	
	Schorf oder Druckgeschwüre – nein	1	
maximale Punkteanzahl II: 8		Summe II:	
		Summe aus I + II:	

PatientIn

Formular G10/2 — Geriatrisches Assessment

Ernährungsassessment MNA Teil 2

III Ernährungsgewohnheiten		mögl. Punkte	Punkteanzahl
11. Mahlzeiten: Wie viele Hauptmahlzeiten isst der/die PatientIn pro Tag ?	1 Mahlzeit	0	
	2 Mahlzeiten	1	
	3 Mahlzeiten	2	
12. Lebensmittelauswahl: Isst der/die PatientIn ... mind. einmal täglich Milchprodukte: ☐ ja ☐ nein; mind. ein- bis zweimal pro Woche Hülsenfrüchte oder Eier: ☐ ja ☐ nein; täglich Fleisch, Fisch oder Geflügel: ☐ ja ☐ nein	wenn 0- oder 1-mal „ja“	0	
	wenn 2-mal „ja“	0,5	
	wenn 3-mal „ja“	1	
13. Isst der/die PatientIn mind. einmal pro Tag Obst oder Gemüse?	nein	0	
	ja	1	
14. Hat der/die PatientIn einen reduzierten Appetit? Hat er/sie während der letzten 3 Monate wegen Appetitverlust, Verdauungsproblemen, Schwierigkeiten beim Kauen oder Schlucken weniger gegessen (Anorexie)?	schwere Anorexie	0	
	leichte Anorexie	1	
	keine Anorexie	2	
15. Wie viel trinkt der/die PatientIn täglich? (Wasser, Saft, Kaffee, Tee, Wein, Bier ...)	weniger als 3 Gläser/Tassen	0	
	3 bis 5 Gläser/Tassen	0,5	
	mehr als 5 Gläser/Tassen	1	
16. Essensaufnahme mit/ohne Hilfe:	braucht Hilfe	0	
	isst ohne Hilfe, aber mit Schwierigkeiten	1	
	isst ohne Hilfe, keine Schwierigkeiten	2	
maximale Punkteanzahl III: 9		Summe III:	
IV Selbsteinschätzung			
17. Glaubt der/die PatientIn, dass er/sie gut ernährt ist?	schwerwiegende Unter-/Mangelernährung	0	
	weiß es nicht oder leichte Unter-/Mangelernährung	1	
	gut ernährt	2	
18. Im Vergleich zu gleichaltrigen Personen, schätzt der/die PatientIn seinen/ihren Gesundheitszustand wie ein?	schlechter	0	
	weiß es nicht	0,5	
	gleich gut	1	
	besser	2	
maximale Punkteanzahl IV: 4		Summe IV:	
Summe aus I und II:	+ Summe aus III und IV:	= **Gesamtpunkteanzahl:**	

maximale Punkteanzahl: 29

> 24 Punkte: zufriedenstellender Ernährungszustand
17 bis 23,5 Punkte: Risikobereich für Unterernährung
< 17 Punkte: schlechter Ernaährungszustand

Formular G11 **Geriatrisches Assessment**

PatientIn

Sturz-Risikoerfassung

Erhöhtes Sturzrisiko aufgrund einer Erkrankung		
☐ Neurologische Erkrankung ☐ Herz-Kreislauf-Erkrankung	☐ Muskuläre Erkrankung ☐ Postoperative Phase	☐ Sonstige Erkrankung:

Fehlendes Sicherheitsgefuhl bei ADLs		**bei IADLs**	
☐ Körperpflege ☐ Nahrungszubereitung ☐ Gehen	☐ Toilettengang ☐ Transfer Bett (Stuhl)	☐ Einkaufen ☐ Haushaltsführung ☐ Wäscheversorgung	☐ Kochen ☐ Handwerken

Häufigkeit	
☐ Stolpern im letzten Monat ☐ Stürze im letzten halben Jahr	☐ Schwindelzustände im letzten Monat Letzter Sturz/Datum:

Potenzielle Sturzfaktoren	
Beurteilung der Angst vor einer möglichen Sturzwiederholung:	
Sind Gang- und/oder Bewegungsstörungen zu erkennen? ☐ Inaktivität bzw. Schwäche wegen:	☐ Gangunsicherheit ☐ Haltungsstörungen ☐ Gehhilfsmittel:
Ist die Kleidung der Krankheit/Behinderung/Gebrechlichkeit angepasst?	☐ ja ☐ nein
Beeinträchtigende Medikamenteneinnahme:	
Alkoholkonsum (Art, Menge):	
Frakturrisiko wegen (z. B. Osteoporose etc.):	
Gefahrenpotenzial in der Umwelt (Betthöhe, Hindernisse, Beleuchtung etc.):	
Harninkontinenz, Nykturie, Stuhlinkontinenz, Verwirrtheit, Orientierungs-, Denk-, Antriebs-, Bewusstseinsstörungen aufgrund von:	
Kompetenzverluste im ☐ Sehen ☐ Hören ☐ Tasten	

Potenziale	
Beurteilung der Angst vor einer möglichen Sturzwiederholung:	
Einschätzung der Beweglichkeit, Aktivität (Kompetenzen formulieren):	
Selbstständigkeit (Kompetenzen anführen):	
Beteiligung an Bewegungsübungen, Sturzübungen:	
Soziales Eingebundensein in:	

PatientIn

Formular G12 Geriatrisches Assessment

Sturzprotokoll

Frühere Stürze

☐ nein ☐ ja wo:

Häufigkeit: Information an Arzt/Ärztin, Angehörige etc. ☐ nein ☐ ja

Aktueller Sturz

Name der verantwortlichen Pflegefachkraft:

Uhrzeit des Sturzes:

Ort des Sturzes (Bad etc.):

Situationsbeschreibung:

Umgebungsbeschreibung (Fußboden, Licht etc.):

Zustand der/des Gestürzten (Bewusstseinslage etc.):

Äußerungen der/des Betroffenen über den Sturz:

Präventivmaßnahmen vor dem Sturz:

Sturzfolgen (Verletzungen, Schmerzen, offene Wunden etc.):

Meldung an PflegedirektorIn: wann:

Meldung an VerwaltungsdirektorIn: wann:

Weiteres Vorgehen

Bezogen auf die/den Gestürzte/n (Versorgung):

Information an behandelnde/n Arzt/Ärztin:

Vitalzeichenkontrolle:

Abklärungsprogramm (Röntgen, Fachuntersuchung etc.):

Dokumentation:

Prophylaxemaßnahmen für die Zukunft:

Stichwortverzeichnis